衰え〈フレイル〉を止める血管若返り食生活

70歳から始める食べ方 60歳で老《ふ》け込む食べ方

食べて血管と細胞を若返らせれば
脳も体も健康寿命はみるみる延びる

医学博士 板倉弘重

青萠堂

はじめに――▼老け込むか、若々しくいられるか
決め手は六十代、七十代から始める「食生活改善」

ひと昔前に比べると、いまの六十代・七十代の人たちはかなり若々しい。「高齢者」とひとくくりすることに、自分自身も周囲も違和感を覚えるのではないでしょうか。

その若々しさは何によってつくられるのか。ズバリ、食べ物です。

五十年ほど前に「飽食の時代」に入って以降、大半の人が栄養失調に苦しむことがなくなりました。豊富な食品から健康に資する栄養素を摂《と》り、頑丈な肉体とクリアな頭脳、タフな精神力を養《やしな》ってきた。その成果が「若々しさ」という形で現れているように思います。

けれども一方で、栄養を過剰に摂っていたり、栄養バランスに偏《かたよ》りがあったりする人が増え続けています。そのことがさまざまな生活習慣病を引き起こす、という現実もあるのです。

食生活で多少の無茶をしてもリカバリーがきくのは、せいぜい三十代まで。四十歳を過

ぎるころからは、若いころと同じように飲み食いしていてはいけません。気がついたら、かなりの肥満になり、〝不調の芽〟を育てることになります。

ましてや六十歳の声が聞こえるころになれば、事態はもっと深刻になります。脂っこいものや甘いものを食べすぎたり、逆に肉をあまり食べなくなったりなど、ちょっと栄養バランスが崩れることが、たちまち体調不良につながってしまうのです。

たとえいまはまだ若々しく見えても、食生活の軸足を「健康長寿」に置いて改善していかなければ、あっという間に老け込みます。

老けこむか、若々しくいられるか、その分岐点は「六十代、七十代から始める食生活改善」にあるのです。本書ではその視点に立って、食事を中心に運動、生活習慣などもまじえて、体力・脳力・精神力の若々しさを維持するポイントを紹介します。

みなさんが気持ち良く「健康長寿」を実現されることを、心より祈っています。

二〇二四年一月

もくじ

2章　この栄養素がすごい！　67

3章 「脳力」を鍛える!

4章 「骨太の丈夫な体」をつくる！ 159

5章　「若返り」に効く生活習慣を　179

1章 認知症リスクは芽のうちに摘《つ》む

▼六十代からこの食べ方をヤメよ

「ちょっと老けたかも」と感じたら即対応

「暦《こよみ》年齢」はどうでもいい!?
もっとも注視すべきは「生物学的年齢」

「六十五歳、三千万人の嘆き」からの脱出

「あー、ついに高齢者にグルーピングされてしまった……」

六十五歳になると、多くの人がこんな嘆きの声をあげます。「老い」を現実的なものに受け止めざるをえなくなるのです。

これが還暦《かんれき》、六十歳だと、そこまで深刻ではありません。

「もう還暦だよ」といいつつも、その声の響きは明るく、「まだまだ若いよ」という気負いのほうが大きいと感じられます。

六十歳と六十五歳、それほど大きな差があるようには思えないのですが、この感覚的な隔たりを感じることには理由はあります。

一つは、多くの場合、雇用延長などで働けるのは六十五歳までだということです。

いよいよ現役を引退するという現実に直面することで、それが同時に「老後の生活の始まり」であると感じるのでしょう。

二つ目は、ニュースや統計など、何かにつけて「六十五歳以上の高齢者」というふうに括《くく》られることです。

先だっても総務省が「六十五歳以上の高齢者人口が三六二七万人と過去最多になりました。総人口に占める割合は二九・一％です」(二〇二一年九月十五日現在推計)と発表しました。

このニュースを聞いて、改めて自分は高齢者だと自覚させられた六十五歳の方は少なくないでしょう。

加えてコロナ禍にあっては「六十五歳以上の高齢者や基礎疾患のある人は重症化リスクが高い」ということで、繰り返しワクチン接種がすすめられました。

こんな呼びかけを耳にするたびに、六十五歳の人は「あー、自分は高齢者なんだ」という思いを新たにしたことでしょう。

加えて美術館や博物館、庭園などには〝六十五歳以上相場〟のようなものがあって、入場料を大幅に割引してもらえます。

六十五歳になった瞬間、「ありがたいけど……」と複雑な思いを抱える頻度が増すのではないでしょうか。

このように六十五歳というのは、好むと好まざるとにかかわらず、社会から「老いの現実」を突きつけられてしまう年齢なのです。

七十五歳になって「後期高齢者」にグルーピングされた方も、似たような感慨を持つかもしれません。

「ああ、加速する老いに、もはや抵抗できないかもしれない」

と、恐れにも似た気持ちを抱く人も相当数おられるのではないかと推察します。

そうしたときに私たちが気にしているのは生年月日に基づく「暦年齢」です。

たしかに「暦年齢」は、社会が人を管理するには便利なデータです。けれども自分の健康管理をするうえで把握すべき年齢は〝別物〟です。

そんな年齢の区切り方で一律に「老人扱い」されるなんて、まっぴらごめんだと思いませんか？

暦年齢を前にすると、何となく〝老人気分〟が増していくだけで、いいことは何もないのです。

ですから今日ただいまから、「暦年齢」を気にするのはやめてください。

それだけで「老い」への不安感が軽減されるし、老化現象との向き合い方も変わってきます。

若返りが可能な「生物学的年齢」に注目！


「暦年齢」とは別に、「生物学的年齢」というものがあります。

あまり耳慣れしない言葉かもしれませんね。簡単に定義すると、

「生まれてからの時間の長さが『暦年齢』であるのに対して、『生物学的年齢』は身体の機能や病気にかかるリスクを反映させた年齢をいう」

といったところでしょうか。

もっとわかりやすくいうと、「生物的年齢」とは、「心身の健康度」をもとに弾《はじ》き出した年齢を意味します。

いまのところ測定方法は確立されていませんが、何も測定する必要はありません。主観的に判断すればいいのです。

判断の主なポイントは以下の五つ。

- 感染症などの病気にかかりにくく、免疫機能がしっかり働いている
- 骨が丈夫で、簡単に転んだり骨折したりしない
- 四肢が痩せ細っておらず、筋肉がしっかりついている
- だいたいいつも、脳がクリアに働いている
- 坂道や階段でもあまり動悸・息切れせず、軽快に動ける

これらの条件を満たしていれば、「暦年齢」が六十五歳以上のシニアの方も「生物学的年齢」はそれより大幅に若いと判断できます。

逆に「暦年齢」が四〇代・五〇代の人でも、いくつか自信のないところがあるようなら、「生物学的年齢」はもっと上であると見ることができます。

ただ「生物学的年齢」がどうであれ、一喜一憂することはありません。

なぜなら、「生物学的年齢」は食生活をはじめとする生活習慣により、若い方向へと引き下げていくことが可能だからです。そこが、増えていくだけの「暦年齢」との大きな違

いです。

とりあえず「暦年齢」を忘れて、「生物学的年齢」を若返らせることを目指そうではありませんか。

その心意気が「健康長寿」を延ばすことにつながります。

「健康長寿」でらくらく寿命をまっとうする

「寝たきり長寿」は願い下げ

「長生き」を願わない人はいないでしょう。

といっても「単に長生きしたい」のではありませんね？　誰もが、

「健康に長生きしたい」

と思っているはずです。

いつごろからか「健康長寿」という言葉が使われるようになりました。

「健康長寿」とは、「健康上の問題で日常生活が制限されることなく生活できる期間」のことです。

なぜ「長寿」がわざわざ〝色分け〟されたのか。その背景には、「数年、数十年、寝たきりのまま過ごす」人が増えた、という現実があります。

では具体的に、寝たきりの期間はどのくらいあるのでしょうか。平均寿命との対比で見

てみましょう。厚生労働省の調査によると、二〇一九年現在、

男性の平均寿命は八十一・四一歳、健康寿命は七十二・六八歳
女性の平均寿命は八十七・四五歳、健康寿命は七十五・三八歳

となっています。単純に考えると、平均寿命と健康寿命の差が要介護・要支援の生活を送る年数と捉えられます。

つまり男性は八・七三年、女性は十二・〇七年の間、自立して生活することが難しい状況に陥るということです。

あくまでも平均値であって、個人差はありますが、この数字を頭に置いておくことは大切です。

なぜなら健康寿命を延ばすことへの〝本気度〟が自ずと高まるからです。

望んで「寝たきり」になる人は、ただの一人もいないはず。おそらく十人いたら十人が「〝寝たきり長寿〟なんて願い下げだ」と思っているでしょう。みなさんに目指していただきたいのは、

「健康長寿をもって、寿命をまっとうする」ことです。ここを理想のゴールとしましょう。

なかには「そんなのは不可能だ」と後ろ向きに考える人がおられるかもしれませんが、それは「年を取ったら要介護になる」という刷り込みがあるからです。

たしかに要介護人口は増えてはいますが、そうなるかどうかは非常に個人差のあるところ。実際、世の中には百歳を超えてなお明るく、元気に、自立して暮らしている人はたくさんおられます。

要はいまの生活に潜む、要介護になるリスク因子を可能な限りつぶしていくだけのこと。悲観的な考えを捨てることが、その最初の一歩でもあるのです。

寿命のカギを握る「テロメア」とは

「テロメア」という言葉を聞いたことがありますか？

少々難しい話になりますが、寿命の長短に関わるとされる、とても重要なものなので、知っておいたほうがいいと思います。ざっくり、わかりやすく説明しておきましょう。

私たちの体はおよそ六十兆個に上る細胞から構成されています。十年ほど前には「三十七兆個」という新説も出ましたが、とにかく数え切れないほど多くの細胞が集合して、脳、心臓、肝臓、腎臓、消化管、皮膚、血液などの臓器を形成しています。

といっても、もともとは卵子と精子の融合した小さな受精卵。それが細胞分裂を繰り返し、細胞数を増加させて、独立した個体を形成するに至ったのです。

そうして生誕した新生児は、さらに細胞分裂を繰り返しながら成長し、成人になります。その後、成長を終えてからも、細胞分裂は続きます。さまざまな臓器を構成する細胞が、消耗した細胞を排除して、新しい細胞に置換する、つまり代謝活動を活発に行うことで、臓器機能の維持に努めているのです。

ただし、こうした細胞分裂は無限に繰り返されるわけではありません。

新しい細胞がつくり出せなくなると、その細胞が担っていた組織は、細胞数が減少して萎縮し、機能が低下します。分裂できなくなった細胞は死んでいきます。

それが、さまざまな疾患や「老化現象」を招くのです。

臓器の機能を維持するために行われるその〝リフォーム〟のプロセスにおいて重要な役

割を果たしているのが、「テロメア」という領域です。遺伝子情報を伝える染色体ＤＮＡを保護するために、その両端についています。

このテロメアＤＮＡは細胞が分裂するたびに少しずつ短くなります。それはとりもなおさず、

「テロメアが長ければ長いほど、あるいは短縮率が小さいほど、細胞分裂を数多く繰り返すことができる」

ことを意味します。

テロメアが「命の回数券」と呼ばれるゆえんです。

これで、テロメアが「健康寿命」を延ばすためのカギを握っていることはご理解いただけたかと思います。そのうえで覚えておいていただきたいのは、

「細胞に酸化ストレスや有害物質が作用すると、テロメアが短くなり、がんや動脈硬化、心筋梗塞、認知症などの病気にかかりやすくなり、健康寿命をまっとうするのが難しくなる」

ということです。

では具体的にどうすれば、テロメアの短縮率を小さく抑えることができるのか。

2章以下で述べる食事を中心とする健康法のすべてがそれに当てはまりますが、ポイントは大きく分けて三つあります。

第一は、精神的なストレスを上手に解消することです。瞑想やヨガ、十分な睡眠などは、「テロメアが伸びる」効果があるとされています。

第二は、植物性食品をはじめ、細胞が錆つくのを防ぐ抗酸化成分を含む食品を摂取することです。肉類についても、たとえばイミダゾールジペプチド（アミノ酸からつくられるペプチドの一種）のように、抗酸化作用のある成分には、テロメアの短縮化を遅らせる効果があると見られています。

ただし過剰に食べてはダメ。逆効果になりかねません。

第三は、細胞が傷つく危険のある生活習慣は改めることです。

その最たるものは喫煙。テロメアを短縮する明らかな要因であることがわかっています。

アルコールはタバコより軽度であるものの、やはり飲み過ぎはいけません。

以上、三つのポイントを生活習慣に取り入れ、テロメアという「命の回数券」を無駄づかいしないよう気をつけましょう。「健康長寿」への扉が開かれます。

「免疫老化」を迎え撃つ！

加齢により「免疫力」が低下

さて、どうする？

「免疫」という言葉はしょっちゅう耳にしますよね。コロナ禍でも、「免疫力が低下していると、感染症にかかりやすい」とか、「免疫力が高いと、感染症にかかりにくいし、かかっても軽症ですむ」などといわれました。

それはいいとして、そもそも「免疫」とは何なのでしょうか。ひとことでいうと、「細菌やウィルスなどの微生物、または自分の体には元々ない『異物』と呼ばれるものから、自分の体を守る仕組み」のこと。その機能は「生体防御機能」ともいいます。

人類は有史以来ずっと、有害な細菌やウィルスからの攻撃にさらされてきました。その戦いのなかで、さまざまな感染症に対する抵抗力を獲得。細菌やウィルスが体内に侵入してきたら、即座に見つけて排除する機構として、免疫を発達させたのです。たとえば体の表面を覆う皮膚や粘膜は、異物を寄せ付けないためのバリヤーを形成しています。そのバリヤーが破られたら、次は好中球やリンパ球、マクロファージなどの白血球の出番。微生物を攻撃・排除することによって、体の健康を守ります。

逆にいえば、免疫という機構がなければ、体の健康は確実に損なわれていく、ということです。

この免疫力が低下してしまう要因はいろいろありますが、なかでも大きいのは「加齢」です。

近年、肺炎や悪性腫瘍で亡くなる方が増えているのも、多くが「加齢による免疫力の低下」によるものと考えられています。

それがいわゆる「免疫老化」――。

体内に異物が侵入してきたときに、それを捕食して処理したり、抗体をつくって排除したりする免疫系の細胞が減少してしまうのです。

「加齢じゃあ、しょうがないよ」と思うかもしれませんが、それは大きな考え違い。前に触れた「生物学的年齢」を思い出してください。

その視点に立てば、加齢現象を遅らせることが可能ではありませんか。暦年齢は関係ありません。

健康不安を持つこと自体がストレス免疫力を下げる要因になる

病気全般に当てはまることですが、免疫力にとってもストレスは大敵です。

とくにシニアが気をつけたいのは、世の中にあふれ返っている健康情報に振り回されないことです。

情報は量こそすごいけれど、質は玉石混淆ですし、人によって合う・合わないがありますから、どんな情報も鵜呑みにしてはいけません。

ましてや「健康にいいと評判だから」という理由だけで、栄養の偏った食事をしたり、苦手な食べ物を無理して食べたり、過度に運動したりしてはダメ。健康情報をもとに生活することそのものがストレスになるからです。

それよりも大好きなものを「あー、おいしい」といただく。

あるいは自分に馴染みやすい行動パターンや運動にしたがって、「あー、気持ちいい」と感じながら実践する。

そんなふうに心が喜ぶことを優先して暮らすことが、ストレスをためない秘訣なのです。

厚労省の調査によると、「シニア世代のストレスの第一位は、自分の健康状態に対する不安」だいいます。

健康不安が高じて、健康にいい暮らしを気にし過ぎると、それが大きなストレスになって、免疫力低下を招きかねないことを覚えておいてください。

もちろん健康情報を得ること自体は、悪いことではありません。むしろ良いことです。本書だって、みなさんの健康の助けになることを願って、健康に良い食生活・生活習慣を提案しています。

ただどの情報に対しても、「やらなければならない」というような強迫観念を持たないでいただきたい。

どんなにすばらしい情報でも、〝やらされ感〟を持った瞬間にストレスを生じさせてしまうからです。

一見良いことに思える「さまざまな健康法をまじめに実践する」ことも、度を過ぎれば〝免疫力の毒〟になるだけ。試しにやってみて、自分に合わなかったり、苦痛になったりすることならやめる、くらいでちょうどいいでしょう。

これで免疫力アップ！

では、どうすれば免疫力を高めることができるでしょうか。

食事面で重要なのは、バランスの良い食事をすることです。

そのお手本となるのは、「一汁三菜」を基本とする日本食。ご飯と汁物とおかず三品から成るお膳を整えるのが理想的です。

あとは主食、主菜、副菜にさまざまな食品を取り入れるよう心がければ、自然と多くの栄養素を摂ることができます。

主食はご飯か麺かパン。

主菜は肉、魚、豆腐（大豆製品）、卵を使った料理。

副菜は野菜、海藻、キノコなどを使った料理。

プラス朝食や間食などに、牛乳をはじめとする乳製品や果物などを取り入れるといいでしょう。

このように大雑把に捉えれば、〝免疫力アップ献立〟を考えることはそう難しいことではありません
また「体温を上げる」ことも、大切なポイントです。

ちょっと意外に感じるでしょうか。じつは体温というのは、免疫力を測る一つのバロメーターでもあるのです。

人間の体内では通常、三六・五度から三七度の範囲内で、生命維持に必要な新陳代謝が行われています。

それより高い三七・一度以上の発熱は、細菌やウィルスに対する攻撃力を高めるため、一時的に免疫力を強化し、感染症から身を守ろうとするわけです。

逆に、体温が三五度以下になると「低体温症」といって、諸臓器の機能が低下し、命の危険が迫ってきます。

体温と免疫力との関係で、頭に入れておいていただきたい数字があります。それは、

・体温が一度低下すると、免疫力は約三〇%低下する
・体温が一度上昇すると、免疫力はおよそ五、六倍に高まる

というものです。

これで、三七度前後の体温があれば、「免疫老化」を予防することができると、おわかりいただけたかと思います。

残念ながら、現代人は体温が低下する傾向にあります。

「日本人の平均体温は、一九六〇年ごろは三六・九度ほどだったが、五十年くらいの間に三六・一度に低下してきている」

ともいわれます。

免疫力の観点で見ると、この「〇・八度の差」は大きいといわざるをえません。右の数字から換算すると、免疫力が二四%も低下していることになりますからね、
なぜ体温が下がったのか。原因はズバリ、「筋肉量の低下」にあります。

なぜなら体内で一番熱を生み出すのは筋肉運動だからです。運動不足や栄養不足だと、どうしたって筋肉量が減ります。

シニアはとくに、栄養バランスのよい食事に加えて、適度の運動を心がけることが大切です。日常生活でも努めて体を動かしましょう。

免疫力なくして、健康長寿なし。そう心得てください。

私たちの活動に欠かせない〝熱源〟はミトコンドリアでつくられる

ミトコンドリアの機能低下が「老いた」状態をつくりだす

私たち人間が活動するには、エネルギーが必要です。心臓を動かして呼吸をするにも、体を動かすにも、頭を働かせてものを考えるにも、エネルギーがないことには始まりません。

そのエネルギー産生のカギを握っているのが、「ミトコンドリア」という細胞内小器官です。

ここはたとえるなら発電所。ブドウ糖と脂肪酸を燃料にして、空気中から取り入れた酸素で燃焼させてエネルギーをつくりだしています。

ミトコンドリアの持つこうした機能が低下すると、活性酸素がたくさん出てDNAやタンパク質を酸化・変成させます。

つまり細胞を老化させるのです。

厄介なことに、この古い老化細胞は除去されにくく、そのまま組織に留まる傾向があります。

これが溜まると、最終的に脳や心臓の血管、肝機能や腎機能などを低下させ「老いた」状態をつくりだす、というふうに考えられています。

では、どうすればミトコンドリアの機能低下を予防することができるのか。結論を先にいいましょう、ポイントは二つあります。

「ブドウ糖の代謝が正常に行われるようにする」ことと、

「脂肪酸からエネルギーを産生するときに生成される副産物、ケトン体を活用する」ことです。

……といっても、わかりにくいですよね。まずエネルギー代謝の基本を理解しておくことが必要です。

第三のエネルギー源「ケトン体」ダイエットのありがたい効果

私たちの体は、もともとブドウ糖とケトン体の両方を使えるようにできています。まず人は体内でどのようにしてエネルギーをつくり、生命活動を維持しているのか、「ブドウ糖の代謝」について説明しましょう。

エネルギーをつくるときの〝燃料〟として第一選択肢となるのが、ブドウ糖です。食事から摂った糖質（炭水化物）が血液循環により、全身の組織に供給されていくのです。穀類や野菜が豊富に食べられるなら、糖質がなくなることはまずありません。生命活動は良好に維持できます。

ところが人類の長い歴史で考えると、糖質が十分摂れるようになったのはごく最近のことです。農耕が始まる以前、大昔の狩猟生活時代は、食事といえば野生動物の肉。継続してブドウ糖を摂取することが困難でした。当然、人類は飢餓に苦しみます。生き物の環境適応力のすばらしさというべきか、やがて人類は進化の過程で、「糖質を摂取できなくとも生き長らえることのできる体質」を獲得しました。

それが、もう一つのエネルギー源である脂肪を利用することだったのです。

糖質を多く摂取すると、余った分は脂肪につくり変えられます。それが皮下脂肪や内臓脂肪などとして、体内に多量に蓄えられます。糖質がなくなると、その脂肪を分解して、分解産物である脂肪酸をエネルギー源として利用します。

このときに副産物として生成されるのが「ケトン体」。肝臓でつくられ、脳や心臓、骨格などに供給されます。

このケトン体が全身の細胞のミトコンドリアで代謝され、エネルギー源になるのです。ケトン体は長らく「糖尿病が悪化すると体内に発生する」と〝悪者扱い〟されてきましたが、未だにそんなことをいう医者がいたら時代遅れもいいところ。いまは健康寿命に役立つ「第三のエネルギー源」と認識されています。

加えてケトン体はダイエット方法としても注目を集めています。その名も「ケトンダイエット」。一言でいえば、

「糖質を断ち、意識的にケトン体をつくるために脂肪とタンパク質主体の食事をすることで、代謝力を高める」

ものです。

これにはじつは、ダイエットよりもずっとありがたい効果があります。それは、「生命活動の源であるミトコンドリアに効率的にして良質な燃料を届け、代謝力アップに多大な貢献をする」

ことです。

臓器の老化が抑えられると同時に、ガンをはじめとする生活習慣病になりにくい体をつくる〝必殺法〟と捉えていただいてよいかと思います。

つまり「ケトン体を活用できる体になる」ことが、健康寿命の獲得につながる、ということです。

ただ「飽食の時代」で豊かな食生活を営む現代人は、ケトン体を利用する機会がなかなかありません。

なぜならふつうに食事をしている限り、使い切れないほどのブドウ糖が摂取できるからです。

ケトン体を合成するシステムというのは、ブドウ糖が涸渇《こかつ》して初めてスイッチがオンになるものなのです。

そのために大切なのが、継続して運動をすることです。それが有酸素運動です。始めはブドウ糖をエネルギー源としますが、次のステップで脂肪を燃焼させるスイッチがはいるのです。

糖質の過剰摂取が大問題

ここでもう一度、時間軸を大きく巻き戻しましょう。

農業は約一万年前、エジプトで始まったとされています。おそらく人口の増加を背景に、食糧としていた野生動物が足りなくなったのでしょう。まず牛や羊などのおとなしい動物を家畜として飼ったと思われます。

その飼料づくりをきっかけに、人類も自分たちの食べ物を農耕で賄《まかな》うことを思いつき、麦などの穀類を食べるようになりました。

それが〝炭水化物食い〟につながった、という見方ができます。

こうして人類は、文明・文化が発展する過程で、、

「糖質からエネルギーを得て、余った分はいつ訪れるかわからない飢餓に備え、肝臓や脂肪組織で脂肪に換えて体内に蓄積する」

という体のシステムをつくり上げていったのです。

当時の人類は日々、必要な食べ物を確保することに汲々《きゅうきゅう》としていました。運動量も現代人とは比べものにならないくらい多い。だから、体内に糖質が余ることはなかったはず。「ケトン体を利用できる体」になっていたわけです。

労せずしてお腹いっぱい食べられて、しかもエネルギー消費の少ない現代人とは、糖質の持つ意味合いがまったく違っているのです。

しかもここ四、五十年、私たちの糖質の摂取量は半端なく増え続けています。エネルギーとして使い切れる量をはるかに超えて、「過剰摂取」状態になって「肥満」という形に現れている人が少なくないのです。

糖質の摂取が続くと、使い切れなかったブドウ糖は肝臓にグリコーゲンという形で一時的に蓄えられます。空腹になって血液中のブドウ糖が不足したときに備えて、〝待機〟するわけです。

ただ貯蔵できるのは、せいぜい七〜八時間で使い切る程度の量。それ以上のブドウ糖が余ったときには、インスリンの働きで脂肪細胞に中性脂肪としてためこまれていきます。

この中性脂肪がたまり過ぎた状態が「肥満」です。ここに「ご飯やパン、麺類などを食べ過ぎると太る」という構図があります。

肥満がさまざまな体の不調を招くのは周知の通り。そうならないように、糖質の摂り過ぎには十分な注意が必要なのです。

糖質制限やプチ断食、運動を行うなどして、意識的に体内のブドウ糖が涸渇しやすい状況をつくり出すといいでしょう。

加えてケトン体は、認知機能の改善にも関係しています。健康長寿を実現するためには、ケトン体を合成するシステムを眠らせておいてはいけません。「ケトン体を利用できる体」をつくることが大切です。

体内でブドウ糖を燃やしてエネルギーを産生している三大臓器は筋肉、肝臓、脳です。

脳は眠っている間でも活動を続けており、エネルギー産生が必要です。脳神経細胞のミトコンドリアは加齢とともに老化して機能が低下していきます。それが進むと認知症になります。老化した脳神経細胞のミトコンドリアを元気にするのがケトン体です。

「認知症」は生活習慣病の延長線上にある

「ボケてきた？」と感じたら

「認知症になりたくない」

そう思わない人はいません。

それだけに「ボケてきた？」と感じるようなことがあると、心がザワザワするでしょう。

「もしかして認知症の前ぶれ？」と心配でしょうがなくなるかもしれません。

あるいは「そんな現実は直視したくない」という気持ちが働き、ボケを感じることを自らに封印する人もおられます。

「自分が認知症になるわけはないし、ボケてもいない」

というふうに、認知機能の衰えを認めたくないのでしょう。

もろもろ気持ちはわかりますが、「そもそもあなたは認知症とは何なのか」を正しく理解しているでしょうか。

人は実体がわからないものに対して、不安や恐怖を覚えます。認知症に対するそういった感情も、実体がわからないことに起因している部分もあろうかと思います。

いい機会ですから、漠然と心配したり、恐れたりしないように、ここでまず「認知症とはどういう状態をいうのか。ボケとどう違うのか」をお話ししておきましょう。認知症とは、「記憶力や認知機能（判断・計算・理解・学習・思考・言語などを含む脳の高次の機能）が低下し、社会生活を送るのに支障を来《きた》した状態」を意味します。

自覚症状らしきものがあまりありません。でも体内では、脳の神経細胞の障害がジワジワと進んでいます。そのために「気がついたらかなり進行していた」という場合も少なくありません。

考えられる原因は、おもに二つ。一つは、「小さな脳梗塞が起こることで、脳の神経細胞が傷つき、認知機能が徐々に低下していく」パターンです。

そうした小さな梗塞が一つ、二つなど、少なければ大丈夫ですが、増えたら厄介です。もう一つは、

「脳の神経細胞の神経伝達機能が加齢によって低下している」パターンです。

こちらは脳に刺激のある生活を送ることで、神経細胞のつながりを強化し、情報伝達がスムーズに行われるように改善することが期待できます。

一方で、「人の名前が思い出せない」とか、「うっかりミスが増えた」「時代の変化についていけない」といった程度のことなら、単なる〝年齢なりのボケ〟と考えていいでしょう。

加齢とともに頭の働きが鈍くなってきたという自覚があるうちは、そう深刻になることもありません。

もっとも、ちょっとしたボケは「脳の老化が始まっている」サインでもあります。少しでも「ボケてきたかな？」と感じたら、できるだけ予防策を講じるにこしたことはありません。

認知症の発症に大きく関わっているとされる、食事を中心とする生活習慣を意識して変えることをおすすめします。

具体的な予防法については追々説明していきますが、ここで覚えておいていただきたいのは、

「認知症は多くの場合、生活習慣病の延長線上で発症する」

ということです。

最大の危険因子は糖尿病

認知症の危険因子のなかでもとりわけ影響が大きいのは糖尿病です。

糖尿病は血糖値、つまり血液中に含まれるブドウ糖の量が慢性的に高くなる病気です。

その原因の一つが、前に触れた「糖質の過剰摂取」にあります。

エネルギーとして使われなかった糖質の過剰分が、タンパク質と結合して糖化タンパク質を生成。それがさらに変化して、AGE（＝アドバンスド・グリケーション・エンドプロダクト）という最終糖化産物となって体内に沈着します。

このAGEが細胞や臓器に炎症を引き起こし、老化を加速させます。当然、健康寿命が短くなり、認知症になるリスクも高まります。

このほか糖尿病の合併症としては、動脈硬化症（脳卒中、心筋梗塞）、腎症、網膜症、神経障害、悪性腫瘍などが知られています。よく「糖尿病は合併症が怖い」といわれるのは、その通りなのです。

さらに困るのは、AGEは高血糖時に体内でつくられるものだけではなく、食事から摂りこまれるものがある、ということです。

たとえばホットケーキやトースト、ステーキなど、糖質とタンパク質を同時に加熱する食べ物には、褐色の焦げ目がつきますね？　あれが食事に由来するAGEです。

ほとんどが体内に吸収されますが、約七％は排出されずに体内に残るといわれています。過剰な摂取を控えたほうがいいことはいうまでもありません。

食事や運動により血糖値をコントロールすることが、糖尿病ひいては認知症の予防につながるのです。

高血圧を軽く見てはダメ

健康診断などで「高血圧症」と診断される人は、相当数に上ります。「日本人の約四千三百万人が高血圧症」といわれるくらいです。

高血圧症とは「血圧が上も下もどちらか一方でも、一四〇／九〇㎜Ｈｇ以上の高い状態が続いている」と定義されています。

ただし家庭血圧、つまり家庭で測定した場合は「上も下もいずれも一三五／八五㎜Hg」とされています。

この基準が厳しすぎるから患者数が増える、という見方もありますが、それを差し引いても高血圧症が〝怖い疾患〟であることに変わりはありません。これまでの基準値が、血圧の高値を甘く見すぎていたとされるようになりました。

なぜ怖いのか。それは、

「高血圧症が引き金となって、さまざまな危険な病気を起こしやすくなる」

からです。糖尿病と同じですね。

血圧が高いということは、心臓が血液を動脈に送り出すときの圧力が強いことを意味します。

血管をホースにたとえるなら、ホースをぐっと握って勢いよく水が出ている状態が高血圧。血管に与える負担が大きくなることがわかるかと思います。

まとめて「高血圧症疾患」と呼ばれるそれらの病気は、おもに次の通り。

①脳血管障害

脳血管が破れて血が洩れ出る脳出血、脳血管が閉塞もしくは狭窄《きょくさく》のために脳血行の一部が途絶える脳梗塞（脳軟化症）、脳底部の動脈瘤の病気、くも膜下出血などを起こしやすくなります。

②心臓病

心臓の壁が厚くなる心肥大、心臓を取り囲むように流れる冠状動脈が狭くなったり詰まったりして心臓に十分な血液が流れなくなる冠状動脈硬化症ならびに心筋梗塞、狭心症などの病気を起こしやすくなります。

③腎臓病

腎臓の働きが悪くなると、余分な塩分と水分の排泄が十分にできません。そのために血液量が増加し、血圧が上がります。さらに血圧が上がると、腎臓への負担が大きくなり、腎臓の機能がさらに悪化します。こういった悪循環により、高血圧が長期化すると、腎臓障害を併発しやすくなります。

④動脈硬化

血液循環は生物学的年齢を若く維持するために大切です。高血圧は血管の老化を進め、動脈硬化をもたらします。程度には大きな個人差がありますが、高齢者の百％が動脈硬化により血管が狭窄しています。

以上四つのなかで、とくに認知症に関わるのが①の脳血管障害です。それにより認知機能がどのくらい低下するかは、脳のどの部分の血管が出血したり、詰まったりしたのかで、変わります。

発作後には、手足の麻痺や言語障害をはじめ、うつ状態になる、怒りっぽくなる、身だしなみに気をつかわなくなるなど、さまざまな症状が現れます。

その予防のためにも血圧のコントロールは重要なのですが、軽視される傾向にあります。高血圧症は「サイレントキラー」と呼ばれるように、これといった自覚症状がないからです。けれども目立った症状がないうちに進行していくのがまた、高血圧症の怖いところ。決して軽く考えてはいけません。やはり食事や運動で予防もしくは改善していくことが求められます。活性酸素により酸化させて酸化コレステロールをつくってしまうからです。

コレステロールそのものは悪くない
危険因子は酸化したコレステロール

前項④の動脈硬化は、認知症の危険因子の一つです。それで、「だったら、コレステロールを控えるといいよね。動脈硬化を予防できるから」と発想する人が少なからずおられるのではないかと思います。

けれども最近の研究で、「食事で摂るコレステロールが、動脈硬化に直接大きな影響を与えない」ことがわかってきました。

脳で使われるコレステロールは、脳以外の臓器や細胞で使われるものとはまったくの別物なのです。

脳が膨大な神経細胞を維持するために使うコレステロールは、脳のアストロサイトというところで独自につくりだしています。

それにコレステロールそのものは、決して悪者ではありません。細胞膜をつくる大事な材料です。

活性酸素により酸化させて酸化コレステロールを作ってしまうから、血管壁に沈着してしまうのです。

酸化を防ぐには、活性酸素を無害化する抗酸化物質を含む食べ物をしっかり摂ることです。もちろんそれ以前の問題として、活性酸素を生じさせないよう、高血圧を予防し、喫煙や激しい運動などを控えることも大切です。

ここまでおもに「血管性認知症」について述べてきましたが、認知症にはもう一つのパターンがあります。

「アルツハイマー型認知症」がそれです。

こちらは脳の神経細胞にアミロイドβやタウタンパクなど、異常なタンパク質が蓄積することで発症します。

イメージ的には「脳にゴミがたまる」感じでしょうか。

異常なタンパク質がなぜ生じるのか、どのくらいたまったら発症するのか、詳しいメカニズムはまだ解明されていません。いまわかっているのは、

「脳に炎症が起きたり、栄養不足になったり、毒になるものを摂取したりなどの脅威にさらされると、脳はアミロイドβを出す」

ということくらいです。

つまり脳の血液循環が良いと、脳にたまったアミロイドβを洗い流すことができる、ということです。アミロイドβがインスリン分解酵素などのタンパク質分解酵素で分解され、老廃物として除去されるのです。

また遺伝的素因や高血糖、高血圧、高脂肪食、運動不足、過度なストレスなど、環境的素因が関連しているともいわれています。

これは血管性認知症の予防とも共通するところ。同じように予防策を講じることが望まれます。

認知症にはこのほか、「レヴィ小体型認知症」というものがあります。全体の一〇〜二〇%と、それほど多くはありません。

脳の神経細胞にレヴィ小体というタンパク質の塊《かたまり》ができて、それが神経細胞を傷つけ、壊してしまい、結果として認知症になります。

症状で特徴的なのは、実際にはないものが見える「幻視」や、違って見える「錯視」などの症状が現れること。ほかに手足が震える、転倒しやすい、動作が遅くなるなど、パーキンソン病のような症状もあります。

まだ根本的な治療や予防法は確立されていませんが、アルツハイマー型認知症と同様、薬で症状の進行を遅らせることができます。

六十歳になったら、こんな食べ方はおやめなさい

「生物学的年齢」を若く保つために

先に触れた「生物学的年齢」をできるだけ若く保つためには、暦年齢でいう六十歳を目安に、食生活を変える必要があります。

どんなに若く見えても、還暦を迎えるころになれば、どうしても気力・体力が衰えるし、活動量が減る分、食も細くなります。若いころ、壮年期と同じような食生活を続けていては、逆に老け込むリスクが高くなってしまうのです。

以下、六十歳になったらやめたほうがいい食べ方のポイントを五つ、お伝えしましょう。

〝六十歳からの食べ方革命〟の参考にしてください。

一つ、脱・ドカ食い

若いころに〝大食い自慢〟だった人はとくに、意識して食べる量を減らすことが望ましいでしょう。

なかには「いやあ、いくら食べても太らない体質なんですよ」と抵抗する人もいるでしょうが、そういう問題ではありません。それに若いころは太らなくても、年をとればたいがいの人が太ります。

俳優さんでも「若いころはあんなにスリムだったのに、こんなにふっくらしちゃって」と驚くことがありますよね？

なぜそうなるかというと、加齢とともに活動量や運動量が減ることに加えて、基礎代謝が落ちるので、若い時代に比べれば、必要なエネルギー量は減ります。それなのに摂取エネルギーが同じだと、贅肉がたまっていくのは自明の理です。

だからといって何も「若いときと同じ体重を保ちなさい」とまではいいません。多少〝ぽっちゃり度〟が増すのは、健康で食欲があることの裏返しですから、そう気にしなくて大丈夫です。

ただ若いころと同じようにドカ食いしてはダメです。体重が大幅に増加し、さまざまな生活習慣病を誘発するからです。

まずは頭のなかから「このくらいの量はペロリと平らげられるよ」的な思い込みを一掃しましょう。「まだまだ食べられる」という記憶がある限り、「もうお腹がいっぱいなのに、食べ続けてしまう」ようなことが起こります。

食事量を少しずつ減らして、よく噛むことと、「腹七、八分」で箸を置くことを心がけてください。

間食にも注意しましょう。手元に糖質の多いお菓子や果物類など高カロリー食品が置いてあると、つい口に入れて摂ってしまうことが多くなります。

二つ、脱・飲みすぎ

食事と同じで、アルコールも飲みすぎには注意が必要です。

長期に渡って大量飲酒を続けていると、たとえば肝臓でアルコールが代謝される際に中性脂肪が蓄積し、脂肪肝や肝硬変などの肝臓障害を引き起こす危険があります。ほかにも糖尿病やすい臓の障害、消化管、循環器系、脳、末梢神経障害など、全身の臓器に悪影響をおよぼします。

加えて、高齢になるにつれて、「お酒に酔って足元がふらつき、転倒する」ケースも増えます。そのケガが健康長寿の障害になる危険だってあるのです。
これまでは〝無害〟だった人も、六十歳くらいを機に大量飲酒から適量飲酒に切り替えるといいでしょう。ポリフェノール豊富なワインに象徴されるように、適量であれば、健康に良い一面もありますから。

三つ、**脱・偏食**
年代に関わらず、栄養バランスのとれた食事をすることは大切です。とくに六十歳以降気をつけるべきは、ジャンクフードや加工食品を食べすぎないことです。
たとえばファストフードやスナック菓子、カップ麺などは手軽でおいしいものですが、高カロリーだし、高塩分、高脂肪である一方、ビタミン・ミネラルなどをほとんど含まないものが多く、これに頼ると栄養バランスが非常に偏ってしまいます。
ジャンクフードに限らず、好きだからと、毎日同じものを食べるようなこともやめましょう。その料理自体は健康によいものでも、毎日食べれば栄養が偏ります。多くの種類の食品を摂ることが、必要な栄養素をバランス良くとるために大切です。

また加齢とともに食が細くなると、肉が敬遠されがち。そのためにタンパク質不足に陥る高齢者がとても多いのです。意識して肉・魚・卵などを積極的に食べて、タンパク質不足にならないよう心がけましょう。次章で詳しく述べますが、栄養失調になる危険があります。

四つ、食べる順番は野菜ファースト

近年、「ベジ（野菜）ファースト、カーボ（炭水化物）ラスト」という考え方が注目されています。

「食事のとき、最初に野菜を食べると、野菜に含まれる食物繊維がその後に摂る糖質の消化吸収を遅らせる。それにより血糖値の急上昇が抑えられ、ダイエットや糖尿病の予防・改善の効果がある」

とされているのです。

食べる順番というのは意外と大事なもの。無視してはいけません。

よく噛んで食べることも大切です。30回ほど噛むこと。良く噛むことでシグナルが脳に伝えられて脳が活性化されます。また唾液と食べ物と混じりあって腸内環境も改善されます。咀嚼《そしゃく》力を高めることは、フレイルの予防や、免疫力の向上にも繋がってきます。

口腔ケアに心掛けるようにしましょう。虫歯を治し、歯周炎を予防して良い咀嚼力を保つように歯磨きにも努めましょう。

五つ、体にいい「食べ合わせ」を意識する

たとえば貝類は、良質のタンパク源になるうえに、ミネラル類をバランス良く含む食品ですが、多くはビタミンが不足しています。したがって貝を食べるときには、ビタミン豊富なレバーと食べ合わせることをおすすめします。

またコレステロールが気になる人は、乳製品や、肉、ラード、臓物類、ベーコンなどコレステロールを多く含む食品を食べるときは、大豆や野菜などの繊維の多い食品を食べ合わせるといいでしょう。海藻とかシイタケもおすすめです。

このほか、「腸内の滞留時間が長い肉類は、食物繊維の豊富なシラタキとともにいただくと、スムーズに体外へ送り出せる」「サンマはタンパク質、脂肪とも上質なものを豊富に含むが、ビタミンがほとんどない。小松菜を食べ合わせると、補える」「睡眠不足の人は、〝小魚＋ゴマ〟〝シイタケ＋レモン〟〝凍り豆腐＋カツオブシ〟などの食べ合わせがグッド。

いい〝入眠食〟になる」など、いい食べ合わせしだいで健康効果は上がります。

食べ合わせに無頓着にならず、工夫してみてください。

揚げ物や加工食品には酸化物が多く含まれている食品が多くなります。食べたいときは抗酸化物を多く含む食品を合わせて摂るようにしましょう。抗酸化成分にはビタミンC、ビタミンE、ベータ・カロテン、アスタキサンチン、ポリフェノールなどがあります。ポリフェノールの茶カテキンを多く含む緑茶を食事と合わせて飲むことも良いでしょう。抗酸化ビタミンやポリフェノールを多く含む果物の摂取もおすすめします。

以上、五つのポイントを抑えて、六十歳以降の食生活の〝道〟を間違えないようにしてください。

家族が減り一緒に食べる人数が少なくなったり一人で食べるようになると陥りやすいのが食品の単調化です。毎回同じようなメニューになったり、残り物を食べるなど、多様な様々な食品を合わせて摂ることで、ビタミンやミネラル、タンパク質、脂質など栄養バランスが良くなります。

六十歳以降になると消化吸収機能、肝機能、腎機能が低下してきます。そのため、これらの臓器にあまり負担をかけない食べ方が必要になります。血圧が高くなりやすいので、塩分の多い食品は控え目にしましょう。精製塩を減らし天然塩をすすめたいです。

栄養素にならない食品添加物の多い加工食品は便利ですが、肝臓などに負担をかけますので控えめにします。ジャンクフード、インスタント食品、レトルト、ソーセージハムかまぼこなど、脂質は酸化されやすいので質の良いものを選びようにします。

オリーブ油はエクストラバージンオリーブ油から選びます。トランス脂肪酸はできるだけ減らすことをおすすめします。ショートニング、ファットスプレッド、マーガリン等に多いので注意します。黒糖ブドウ糖液などの多く添加された調味料も摂りすぎないように控えることが良いでしょう。

2章

この栄養素がすごい！

▼若返りの秘食を摂ろう

若々しい体を手に入れる〝特効食〟を召し上がれ

高齢者は意識して「肉」を食べなさい

えっ、和食で栄養失調？


「伝統的な和食は健康にいい」

それは本当です。

とくに健康不安のある高齢者の多くは、「ごはんとお味噌汁とお漬物」が必須で、おかずは魚料理（焼き魚、煮魚、刺身等）と野菜（煮物、おひたし等）、ときに卵焼きや納豆を加える、といったスタイルが理想的だと考え、実践していることでしょう。

加えて年齢を重ねると、あっさりしたものを好むようになります。

「肉食は脂っこくて胃がもたれるし、健康に良くない」

と、敬遠される傾向があるのです。

けれども来る日も、来る日も、伝統的和食一辺倒の食事だと、やはり栄養が偏ります。

下手をすると、栄養失調に陥る危険さえあるのです。

一番の問題は「タンパク質不足」。「七十歳以上の日本人の五人に一人がタンパク質不足」だとも言われています。

もちろんタンパク質は魚や卵、牛乳などから摂ることもできます。それぞれ良質なタンパク質です。

ただ、だからといって「肉からタンパク質を摂らなくてもよい」ことにはなりません。むしろ肉からこそ摂るべきなのです。

肉好きな高齢者は元気で長生き

肉に含まれるタンパク質は、まず消化管でアミノ酸などに分解され、肝臓を経由して全身に運ばれます。

その〝行き先〟になる各組織でアミノ酸は、筋肉や血液、皮膚、髪の毛などの構成成分になります。また新陳代謝を促す酵素もアミノ酸から作られます。

つまり肉を食べてしっかりタンパク質を摂ることで、新陳代謝がスムーズに運ぶのです。

それはとりもなおさず、

「細胞の生まれ変わりが順調におこなわれる」

ということですから、体内年齢が若く保たれることは言うまでもありません。

加えて肉には、気分を安定させる作用のある神経伝達物質、セロトニンの材料になるトリプトファンというアミノ酸が豊富に含まれています。

セロトニンは別名「幸せ物質」とも呼ばれ、人に生きる意欲と幸福感をもたらします。不足すると、うつ症状や不眠症に悩まされるようになる危険が高くなります。

だからこそ肉！　肉をしっかり摂ることでセロトニンの生成が促進され、意欲の低下を抑止することができます。

高齢者ほど肉をしっかり食べたほうがいい、ということです。

実際、元気な高齢者には「肉好き」な人が多いように見受けます。

著名人では、二〇一七年に百五歳で亡くなった日野原重明医師や、二〇〇一年に九九歳で遷化《せんげ》された尼僧であり作家の瀬戸内寂聴氏、同じく二〇二一年に九五歳で亡くなった脚本家の橋田壽賀子氏などが「肉好き」だったそうです。

またリハビリ中だが九〇歳を超えてなお現役の登山家として活動する三浦雄一郎氏は、いまも五百グラムのステーキをペロリと平らげるといいます。

一般人も然り。意識して食事に肉を取り入れるようにしましょう。間違いなく健康長寿が補強されますよ。

健康維持の〝万能薬〟ポリフェノールの謎を明かす

なぜ樹木は百年、千年の時を生きられるのか

「人生百年時代」といえども、ヒトの寿命は百二十歳が限界のようです。

ほかの動物はどのくらい生きるのでしょうか。『いきもの寿命ずかん』（新宅広二著／東京書籍刊）によると、一番の長寿がアルダブラゾウカメで二百年、次いでタカアシガニ（百年）、シロナガスクジラ（八十年）と続きます。

人間の愛する犬や猫は、寿命が延びたと言われますが、せいぜい十数年ですから、動物たちはみんな、意外と短命ですよね。

それに比べると、樹木は桁違いに長生きです。百年、千年を生きる樹木だって、そう珍しくはありません。なぜでしょう？

その答えの一つが、ポリフェノールという成分にあります。

植物は強い紫外線にさらされます。加えて、動物にかじられたり、虫に食われたりなど、

傷つけられやすい。

そんな厳しい環境のなかで生き延びるためには、紫外線による酸化を防ぎ、病害虫から身を守らなければなりません。ポリフェノールはつまり、

「植物が自ら、自分の身を守り、種を保存するためにつくり出した」成分。強力な抗酸化作用と抗菌作用を持っているのです。平たくいえば、

「体内で生成されるポリフェノールがあるからこそ、樹木は長寿を実現できる」ということです。

種類により効果は千差万別

樹木の長寿を担うこのポリフェノールは、ヒトの健康寿命にも有効です。

ヒトもまた、紫外線による酸化障害を防ぐために、体外からビタミンC、ビタミンE、ベータカロチンなどの抗酸化ビタミン類とともに、ポリフェノールをを摂り入れ利用することです。体内では抗酸化酵素を作り活性酸素からの障害から防御してくれます。

ではポリフェノールは、どんな食品に豊富に含まれるのでしょうか。

まず覚えておきたいのは、一口にポリフェノールと言っても、化学構造上の違いによって、さまざまな種類があり、ヒトへの健康効果もさまざまであることです。

代表的なポリフェノールと、それを多く含む食品、ならびにおもな作用は以下の通りです。

●アントシアニン

赤ワイン、ブルーベリー、なす、カシス、ブドウに含まれます。

アントシアニンによって、網膜に存在するロドプシンというタンパク質の再合成が促され、目の機能が改善します。動脈硬化の予防効果もあります。

●カテキン

緑茶、紅茶に含まれます。

老化や病気の原因になる活性酸素を除去する抗酸化作用や、抗ウィルス作用、抗がん作用、血糖の上昇を抑える作用、コレステロールを下げる作用、肥満予防など、健康長寿にひとやく買う効果が期待できます。

●カカオポリフェノール

ココアやチョコレートに含まれます。

血管を広げる作用があり、血圧を低下させる効果があります。ほかに動脈硬化の予防、美肌、アレルギーの改善などに働きます。

●ルチン

そば、柑橘《かんきつ》類、玉ネギに含まれます。

毛細血管を強くする働きがあります。血流が良くなり、脳卒中の予防などに役立ちます。

●イソフラボン

豆類に含まれます。

なかでも大豆イソフラボンは、女性ホルモンに似た働きをする成分。更年期症状が緩和されます。

●フェルラ酸

玄米に含まれます。

メラニンの生成を抑制し、シミやシワを予防するなど、美容に効果があります。

●コーヒーポリフェノール

コーヒーに含まれます。主成分はクロロゲン酸です。

脂肪の消費量がアップし、内臓脂肪が低減します。


どうですか、ポリフェノールがいかに健康維持に寄与するか、おわかりいただけたと思います。

〝若返りの万能薬〟と言ってもいいくらいですよね。

もう一つ、すごいポリフェノールがあります。

赤ワインは健康長寿の飲み物

それは、赤ワインに含まれるレスベラトロールというポリフェノールです。ぶどうの皮に含まれる赤い色素成分で、抗酸化作用が非常に高いことで知られています。

しかもレスベラトロールには、血栓をできにくくしたり、しなやかで若々しい血管を保ったりする働きがあるほか、脳の老化やがん予防にも有効だと言われています。

「フレンチ・パラドクス」という言葉を聞いたことがありますか？

フランス人はアメリカ人と同じように高脂肪・高カロリーの食事をしているにもかかわらず、心臓病による死亡率が非常に少ないそうです。「フレンチ・パラドクス」は不思議と言えば不思議なこの現象を表わす言葉です。

なぜなのでしょう？　すでにその謎は解き明かされています。

ズバリ、レスペラトロールこそが、フランス人の心臓発作発症率を下げることに関与していたのです。

これが明らかになって以来、赤ワインは健康長寿の飲み物として大人気！　みなさんのなかにも「健康にいいし、おいしいから」と、好んで赤ワインを飲んでいる方もおられるでしょう。

皮や種を除いてから発酵させる白ワインと違って、赤ワインはブドウを丸ごと発酵させるため、レスペラトロールの含有量がとても多いのです。

品種にこだわらなくてもかまいませんが、カベルネ・ソービニヨンという品種や、イタリアのネッビオーロなど、濃い赤色のワインがいいと、よく言われています。

もっとも健康にいいとはいえ、お酒はお酒。調子に乗って飲み過ぎると、逆に脳にダメージを与えることになりかねません。

適量は一日にグラス二杯程度。ほろ酔い気分でやめておくことが、健康を維持する秘訣でもあります。

またお酒が飲めない人は、無理して飲む必要はありません。濃い赤色のブドウを皮ごと食べてもいいし、皮ごと絞った無添加のブドウジュースを飲んだっていいのです。十分にレスペラトロールを摂取できます。

あなた好みの方法で、食生活にレスペラトロールを取り入れましょう。

ワサビの〝ピリ辛刺激〟でブレーン・エイジングに喝！

千三百年の歴史を持つ
ワサビの発ガン予防にもなる薬効

すし、刺身、蕎麦……和食にワサビは欠かせません。ツーンと鼻にくる〝ピリ辛刺激〟と、やや甘みのある食感が、料理を引き立てる極上の薬味です。

日本人はいつごろからワサビを食べるようになったのでしょうか。

ワサビの名が歴史に登場するのは、千三百年以上前の飛鳥時代。奈良県明日香村の苑池《えんち》遺構から出土した木簡《もっかん》に、「委佐俾三升《わさびさんしょう》」と記されていたそうです。

この木簡はおそらく、薬草園で栽培・保管されたワサビの容器にくくりつけたラベルだと見られています。

また平安時代に編まれた日本最古の薬草事典『本草和名《ほんぞうわみょう》』に、「山葵（ワサビ）」の記載が見られます。このころからワサビが薬草として用いられていたのでしょう。

このように古来、健康効果が見出されていたワサビですが、江戸時代に入ると、食材として大きな広がりを見せます。一六〇〇年ごろの慶長年間には静岡でワサビ栽培が始まり、刺身やなます、そば切りにワサビを添えて食べるようになりました。

美食家として知られるかの徳川家康公は、献上されたワサビの風味をことのほか気に入ったとか。ワサビの葉が徳川の葵の紋に似ていることもあって、門外不出にした、とも伝えられています。

家康公は享年七十三歳と、当時としてはかなりの長寿をまっとうしたことを思うと、ワサビも健康維持に一役買っていたのではないかと推察されます。

さらに一八〇〇年代、文政・天保年間に握りずしが発明されたことを機に、ワサビは庶民の間にも広がっていきました。

そしてワサビはいまや、チューブ入りのおろしワサビなど、家庭でも手軽に使える薬味となり、食卓の〝レギュラーメンバー入り〟を果たしています。

もちろん現代では、ワサビの健康効果が科学的に解明されています。

「辛み成分＋ビタミンC」で健康効果発揮

ワサビでもっとも特徴的なのは、アリルイソチオシアネートという辛み成分を含むことです。

この成分は、すりおろすなどして、ワサビの細胞が損傷されたときに生成されます。

ワサビが刺身や生ものに添えられるのは、辛み成分が醸す豊かな風味とともに、よりおいしく料理を味わうため、だけではありません。臭みを消したり、食中毒を防いだりする、という〝裏の目的〟があります。

先人の知恵といいますか、昔の人は経験的に「ワサビが〝毒消しの薬〟になる」ことがわかっていたのでしょう。

現代の科学ではもちろん、アリルイソチオシアネートには病原性大腸炎、サルモネラ菌、腸炎ビブリオ、黄色ブドウ球菌などの食中毒菌の増殖を抑制することが報告されています。

ほかにもピロリ菌の増殖抑制作用、寄生虫に対する殺虫作用、カビの生育抑制効果などが、限定的ではありますが、認められています。

おいしさが増す上に〝毒消し〟にもなる。それがおろしワサビを食べる二大メリットといえるでしょう。

またワサビには、ビタミンCが多く含まれています。

注目すべきは、ビタミンCの持つ抗酸化作用です。炎症はもとより、発がんなど、健康寿命を脅かすさまざまな障害を抑制してくれます。

加えて女性にとってうれしいのは、美肌効果があることでしょう。

強い紫外線を浴びると、皮膚が老化しますよね？　皮膚のコラーゲンが劣化して、シワの原因となってしまうからです。

けれどもワサビが、予防の助けになります。抗酸化作用と、ビタミンCのコラーゲン生成作用は、健康な皮膚の維持に効果を発揮するのです。

これだけのメリットがあるのです、ワサビを積極的に摂らない手はありません。

パーキンソン病の予防に期待値大

ワサビにはもっと驚く効果があります。まだ検証中ながら、パーキンソン病の予防に効く可能性のあることが明らかになってきたのです。

パーキンソン病は高齢になるほど効率に発症する病気です。罹患すると、運動障害が起こり、日常の動作が著しく制限されてしまいます。転倒したり、駅のホームから転落したりするリスクも高くなります。

リスクは運動障害に留まりません。不安やうつ症状、睡眠障害、自律神経障害、認知障害などを併発することが多く、大変な苦痛を強いられます。

パーキンソン病はなぜ起こるのでしょうか。

私たちの体は、大脳皮質が筋肉に指令を伝えることによって動いています。その指令を調節するのが、中脳の黒質にあるドパミンという神経伝達物質です。これが正常に働いていれば、体はスムーズに動きます。

パーキンソン病というのはつまり、ドパミン神経細胞が何らかの理由で壊れたことにより発症するとされています。

そこから予防法を考えると、何よりもドパミン神経細胞内のミトコンドリアの健康状態を維持することが大切だとわかります。言い換えれば、

「古くなったミトコンドリアを新しいミトコンドリアに置き換えて、エネルギーを産生するようにする」

ということです。

難しい話はさておき、ミトコンドリア機能を維持するためには従来、ビタミンC、ビタミンE、ポリフェノール、グルタチオンなどの抗酸化成分が有効だとされてきました。

近年はそれらに加えて、強力な抗酸化作用を持つワサビが有望視されています。

実際、パーキンソン病のモデルマウスを使った実験で、ワサビに含まれるイソチアネートを脳に注入したところ、ドパミン神経細胞の変性が抑制されたのか、症状の改善効果が見られたそうです。

このようにワサビの〝ピリ辛刺激〟は、チコちゃんよろしく、脳のブレーン・エイジングに「ボーッと生きてんじゃねぇよ」と喝を入れてくれるようです。

すし、刺身、蕎麦はもとより、鰻の白焼きやステーキ、胡麻豆腐などの薬味としても、またわさび漬けやわさび風味のお菓子（柿の種、ポテトチップス）等々、意識して食生活にワサビを取り入れましょう。

青魚は最強の〝老化予防食〟

脂質は大切な栄養素

脂質は炭水化物、タンパク質と並ぶ三大栄養素の一つ。人間にとってなくてはならない栄養素です。

それにもかかわらず、「健康の敵」とばかりに嫌われることもしばしば。なぜ誤解されるのでしょうか。

おそらく脂質には「太る」とか「動脈硬化を誘発する」といったイメージがつきまとうせいかと思われます。

まずそうした誤った認識を正してください。

そもそも肥満に関わるのは「中性脂肪」です。前に触れたように、エネルギーとして使われなかった糖質から肝臓や脂肪組織でつくられる脂質は中性脂肪です。これが余分に蓄えられると体脂肪になり、肥満を招くのです。

脂質には中性脂肪、リン脂質、コレステロール、遊離脂肪酸などがあります。中性脂肪を構成する脂肪酸は、三分子が結合した中性脂肪、コリンなどと結合したリン脂質などの化合物の形をとるほか、単独のままでも存在します。

脂肪酸は細胞を外部環境から守るための仕切り機能を持つ細胞膜の材料に、コレステロールはホルモンの材料になるほか細胞膜の材料にもなります。

脂質の二重層になっている細胞膜は、細胞にとって大切な物質を細胞外から選択的に取り入れたり、逆に不要になった物質を排出したりする機能が備わっています。その機能を十全に果たせるよう、脂肪酸によって綿密にして柔軟な膜を形成しているわけです。

けれども脂質は、「たくさん摂ればいい」というものではありません。ましてや「脂質であれば何でもいい」というものではありません。

脂質にはさまざまな種類があって、それぞれメリット・デメリットがあります。大雑把でいいのでどんな種類があるかを理解し、バランス良く摂ることが大事です。

脂肪酸を分類すると

脂肪酸は大きく二つに分類できます。

一つが「飽和脂肪酸」。常温で固まるもので、牛肉、豚肉、鶏肉などに含まれます。バター、ヘット（牛脂）、ラード（豚脂）などの動物性油脂に多く含まれます。

高齢者が肉を食べたほうがよいのは前に述べた通り。大いに食べてください。飽和脂肪酸は酸化されにくいので、料理に動物性油脂を使うのもおすすめです。

ただし当然ながら、摂り過ぎはいけません。霜降り肉よりは赤身の肉を食べるとか、脂身はカットして使う、といった工夫をしましょう。

また植物油のなかにも、ココナッツオイルやパーム油のように飽和脂肪酸を豊富に含む脂質があります。

飽和脂肪酸のなかには、炭素数の少ない「中鎖脂肪酸」があります。こちらはコレステロール値に影響を与えないので、「ケトン食」にも利用されています。

もう一つが「不飽和脂肪酸」。常温で固まらないものです。

この脂肪酸は人体で合成できる「一価不飽和脂肪酸」と、人体で合成できない必須脂肪酸の「多価不飽和脂肪酸」に分かれます。

「一価不飽和脂肪酸」のおもなものに「n－9系脂肪酸（オメガ9系）」があります。オレイン酸に代表される脂肪酸で、オリーブ油やひまわり油などの食用油に多く含まれています。酸化されにくい性質があり、体をサビから守ってくれます。

「多価不飽和脂肪酸」はさらに「n－6系脂肪酸（オメガ6系）」と「n－3系脂肪酸（オメガ3系）」とに分かれます。

「オメガ6系」には、大豆油やごま油などに多く含まれるリノール酸や、卵黄や豚レバーなどに豊富なアラキドン酸があります。

いずれも健康効果は高く、リノール酸には血中コレステロールを下げる効果、アラキドン酸には脳神経細胞の維持に効果が認められています。

また「オメガ3系」には、α－リノレン酸、EPA（エイコサペンタエン酸）、DHA（ドコサヘキサエン酸）があります。

これらオメガ3系こそが、健康維持にとってもっとも重要な脂質なのです。

少々複雑で、わかりにくいかもしれません。脂肪酸の種類をまとめた図を参照しながら、ここまでのところを整理してください。

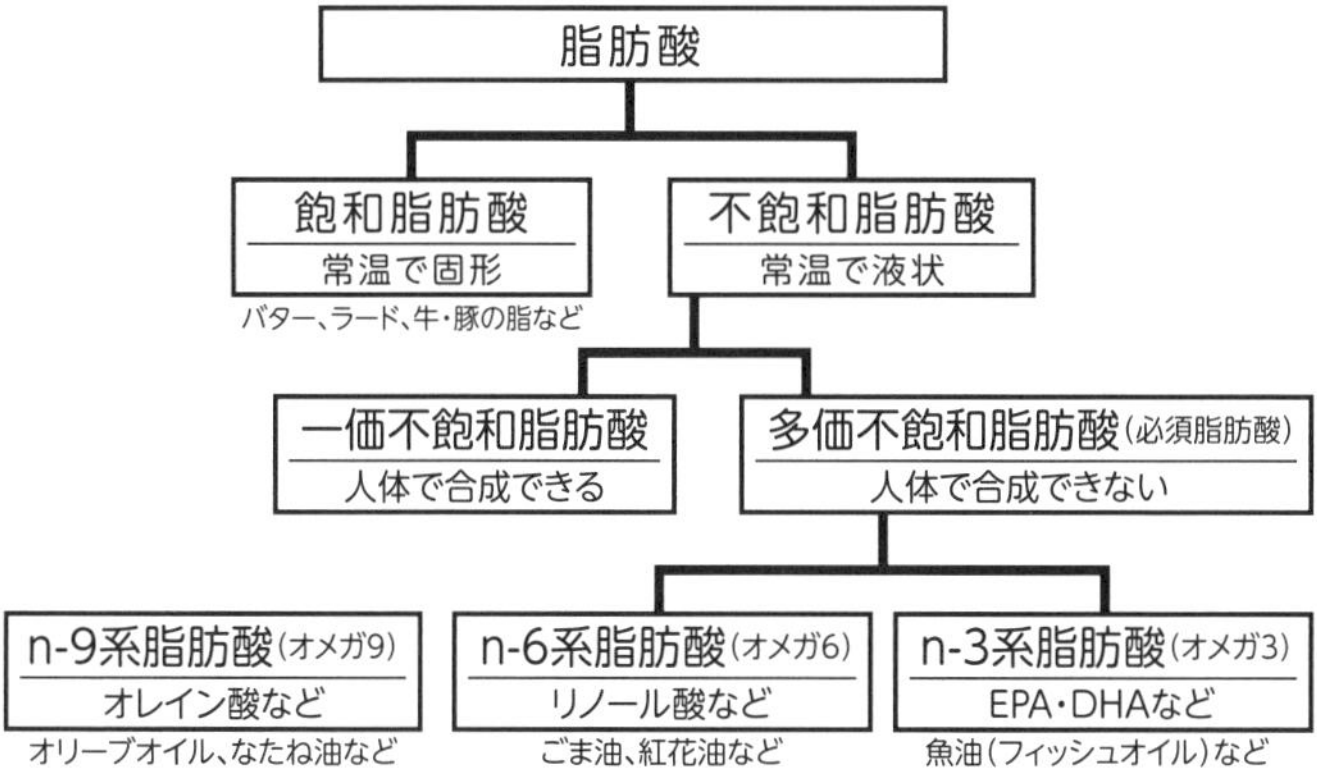

（脂質|栄養素カレッジ|大塚製薬　資料より作成）

オメガ3系を効果的に摂取しよう

ここで「オメガ3系」に属する三つの脂肪酸を見ていきましょう。

α－リノレン酸は植物性食品由来の脂質。アマニ油やエゴマ油などに含まれています。

血圧を下げたり、抗アレルギー作用が働くとされています。

EPAやDHAは、魚介類由来の脂質で、その健康効果はつとに知られるところ。みなさんのなかにはサプリメントを服用されている方も少なくないでしょう。

EPA・DHAのすごさを実感していただくために、以下に動物実験等により期待されている健康効果を紹介しておきましょう。

・血液がさらさらになり、血栓ができにくくなるため、動脈硬化を抑制する働きがある
・心筋梗塞、脳梗塞を予防する
・糖尿病やがん（乳がん、大腸ガン、肝がんなど）に対する予防効果がある
・脳細胞を保護する働きにより、認知機能がアップする
・脳内物質のセロトニンやドパミンなどのバランスが整い、うつ病が改善される

・細胞の酸化を防ぎ、体の若々しさを保つ
・アトピーなどのアレルギー性の炎症を抑える
・ニキビなどの皮膚炎を抑え、美肌をつくる
・代謝の促進や脂肪燃焼を高める作用があり、ダイエット効果が得られる

どうでしょう、ＥＰＡ・ＤＨＡは健康寿命を伸ばす、最強の〝老化予防食〟だと思いませんか？

だから「青魚」なのです。

いうまでもなく、青魚にはＥＰＡ・ＤＨＡが豊富に含まれています。しかも私たちが通常の食生活で摂取するＥＰＡ・ＤＨＡの摂取源は、ほぼ百％が魚です。

逆に言うと、魚を食べなければ、ＥＰＡ・ＤＨＡを摂取する機会をみすみす逃すことになります。

ＥＰＡ・ＤＨＡを多く含む魚は、マグロ、スジコ、イクラ、ブリ、サンマ、タチウオ、サケ、ウナギ、サバ、イワシ、ニシン、サワラ、カツオ、タイ、シシャモ、キンメダイ、アナゴ、ホッケ、カンパチ、メバル等々。

脂の乗った旬の青魚は、体にいいだけではなく、実においしいもの。積極的に食べるようにしましょう。

「オメガ3系対オメガ6系」の摂取比率に要注意

いかに健康にいいとはいえ、オメガ3系を摂取する際には気をつけなければいけないこともあります。

一つは、手軽にオメガ3系を摂るには、α-リノレン酸を多く含むアマニ脂やエゴマ油がおすすめですが、酸化しやすいので、加熱調理には使わないほうが無難である、ということです。

加熱した油や長期間保存した古い油は、酸化しているため、動脈硬化をかえって促進してしまう恐れがあるのです。

ドレッシングにしてサラダや温野菜にかけるとか、ジュースやヨーグルトに少量加えるなどして、早めに使い切るようにしましょう。

またオメガ3系とオメガ6系の摂取比率には、気をつかっていただきたいところ。日本人は昔ほど魚を食べなくなったので、オメガ3系、とりわけEPA・DHAの摂取が大幅に減少しています。

サラダ油や加工食品を使うことが増えたことと相まって、6系の摂取比率が3系の五倍にまで膨らんでいる、ともいわれます。

これはいけません。オメガ6系が多過ぎると、いろんなところが炎症を起こしやすくなるからです。そうすると、たとえば血管なら、炎症を起こしたところに赤血球や血小板が集まってきて血の塊ができ、血管の幅が狭くなる、というようなことが起きます。

ただしオメガ6系には、炎症を起こすことにより菌をやっつける働きもあるので、ゼロでも良くありません。せめて「一対三」くらいにまで、オメガ6系の摂取を減らすのが望ましいところです。

ビタミン、ミネラルをたっぷり摂って健康的にエイジング！

演劇にたとえるなら、
ビタミン、ミネラルは〝名脇役〟

ビタミン、ミネラルは「ミクロ栄養素」と呼ばれます。摂取量が少なくてもさほど問題視されないせいか、不当に軽視されているように感じます。

実際、日本人の食事摂取基準を見ても、ミクロ栄養素のほとんどに摂取目標量が提示されていません。

しかもメディアを通して話題になる健康情報は、低糖質食や低脂肪食、低コレステロールに関するものばかりです。

しかしミクロ栄養素を侮るなかれ。人体の機能を正常に保つために、重要な役割を任じています。

たとえばビタミンは、タンパク質、糖質、脂質がエネルギーに変換される、その代謝サイクルに必要不可欠な栄養素です。と同時に、ビタミンはそれぞれ、異なる身体機能の維持に作用し、体の健康を維持します。

こういったビタミン不足により発症する健康障害は「ビタミン欠乏症」と呼ばれます。代表的なものに、ビタミンAの欠乏による夜盲症、高齢者に多い病気の原因としてビタミンD欠乏による骨粗しょう症、ビタミンB1の欠乏による脚気、ビタミンB12欠乏による認知機能低下などがあります。

軽度であっても、ビタミンが不足することで、さまざまな不調が起こります。何か不調を感じたら、ビタミン欠乏予備軍ではないか、注意が必要です。とくにβカロテンやアスタキサンチンなどのカロテノイドは、抗酸化作用の強いビタミン。十分に摂取するよう努めましょう。葉酸は良好な血液循環の促進に、大切な役割を持っています。

これらビタミンと同様に、ミネラルも体の機能維持や調整に重要な役割を担っています。体の成長や生命活動に欠かせない必須ミネラルは十六種類。たとえばカルシウムやリンは歯や骨格を形成する材料になり、ナトリウムやカリウムは筋肉運動や神経伝達を助け、鉄やヨウ素は新陳代謝を司るホルモンとして働きます。さらに亜鉛は味覚や肌の機能維持になります。

ミネラルは摂取量が不足しているだけではなく、過剰摂取によってもさまざまな不調をもたらすので、注意が必要です。

食生活を芝居にたとえるなら、ビタミン、ミネラルは、エネルギー源となる三大栄養素のタンパク質、炭水化物、脂質という主役の働きを支える〝名脇役〟のようなもの。非常に貴重な栄養素であることをご理解ください。

ビタミン、ミネラルを豊富に含む食べ物

なおビタミン、ミネラルはどちらも、体内で合成することがほとんどできません。サプリメントを利用する手もありますが、できれば食べ物からたっぷり摂ることをおすすめします。

ビタミン、ミネラルはどんな食品に豊富に含まれ、どんな働きがあるのか。非常に種類が多いので、ここでは一部をざっと紹介しておきましょう。

ビタミン

・ビタミンA（ホウレンソウ、ニンジン、カボチャ、ウナギ、卵黄など）
別名・目のビタミン。皮膚や目の健康を維持する
・ビタミンB1（豚肉、豆腐、枝豆、小豆、ナッツなど）
エネルギーの代謝を助け、疲労回復に役立つ
・ビタミンB2（レバー、牛乳、卵黄、魚肉ソーセージ、海苔、わかめなど）
細胞の再生と成長を助ける、中性脂肪をためこむのを防ぐ
・ビタミンB6（レバー、カツオ、マグロ、バナナ、カボチャ、ニンジンなど）
タンパク質の代謝や、血液・筋肉をつくるのを助ける
・ビタミンC（パプリカ、ブロッコリー、イチゴ、ミカン、カブなど）
免疫力を高める、コラーゲンをつくり肌をツヤツヤにする
・ビタミンD（カレイ、ウナギ、サンマ、サバ、サケ、シイタケなど）
骨を丈夫にする。日光に当たると、皮膚でつくられる。
・ビタミンE（胚芽米、大豆油、トウモロコシ油、オリーブ、アボカドなど）

別名「若返りビタミン」。抗酸化作用により細胞の健康維持を助ける

ミネラル

・カリウム（バナナ、ドライフルーツ、ジャガイモなど）
神経の情報伝達や筋肉の収縮、体液のバランス調整等を行う
・カルシウム（牛乳、チーズ、ヨーグルト、青野菜など）
歯や骨の構成成分になる
・リン（牛乳、チーズ、ソーセージなど）
骨をつくる、代謝をうながす
・鉄（豚・鶏のレバー、カタクチイワシ、アサリ、アオノリなど）
血液中のヘモグロビンの構成成分となり、酸素運搬の役割を担う
・亜鉛（牡蛎、ウナギなど）
さまざまな酵素の構成要素となり、アミノ酸からのタンパク質の再合成やＤＮＡの合成にも関与

マグネシウム（アオサ、ワカメ、ヒジキ、干しエビなど）
　多くの酵素を活性化して、生命維持に必要な代謝に関与

総じて、野菜や果物はビタミン、ミネラルが豊富です。

また意外に思うかもしれませんが、肉だって負けていません。とくに、レバーはビタミン・ミネラルの宝庫です。また肉類は、タンパク質の生合成やアミノ酸代謝に重要で、認知症との関係も深いとされるビタミンＢ１２は、動物性食品にしか含まれないものです。ビタミン・ミネラルは牛・豚のレバーやカキ、イワシなどに豊富なので、どんどん食べるといいでしょう。

ちなみにミネラルの一つ、ナトリウムは食塩から摂りすぎることを気にする人が多いのですが、あんまり制限するのも考えものです。

というのも制限が仇となり、意識障害を起こすことがあるからです。注意してくださいね。

栄養の〝トリアージセオリー〟

「トリアージ」という言葉を聞いたことがありますか？

これは「選別する」という意味のフランス語に由来し、「災害時には傷病者の重症度に応じて治療の優先度を決める」ときに使われます。平たく言えば「助かる可能性の高い患者さんから治療する」ということです。

非情のように感じるかもしれませんが、大勢の傷病者が出る災害の現場では、仕方のないこと。命に軽重をつけるのではなく、「助かる命を確実に助ける」ことを優先するのです。

これと同じようなことが、ヒトの体では栄養を供給していく際に行われています。それが、アメリカのブルース・エームス博士が二〇〇六年に提唱した「栄養のトリアージセオリー」です。

一言でいえば、「ヒトは生命を維持するために必要なミクロ栄養素が十分でないとき、生存に必要なところから優先的に供給する」というものです。少々わかりにくいでしょうか。ようするに、

「長期的に見れば、ミクロ栄養素の欠乏状態が続くと、老化が促進され、慢性疾患にかか

りやすくなる。早死にする可能性も高くなる。でもいま欠乏している以上、何よりも生きることを最優先にする。生きるか、死ぬかの瀬戸際に、長生きしたいの、老けたくないのと言っている場合ではない」

ということです。

この理論により、ミクロ栄養素が欠乏することが、悪性腫瘍や動脈硬化性疾患などの生活習慣病の発症に関わっていることがわかりました。

そうならないよう、高齢になったら意識してミクロ栄養素をたっぷり摂ることが大切です。それが健康的にエイジングするコツの一つでもあります。

現状、日本人はミクロ栄養素の摂取量が不足している人が少なくありません。欠乏症の症状が現れていなくても、このままでは健康長寿が損なわれる危険があります。

この機会にぜひ、食事の見直しをすることをおすすめします。全粒穀物、ナッツ、野菜、果物、魚、肉など、多様な食でミクロ栄養素を摂取するようにしましょう。

食事にまつわる健康の常識・非常識

〝健康常識〟は時代とともに変わる

「今日の常識は明日の非常識」

これは、「マネジメントの父」と呼ばれたピーター・ドラッカーの言葉だそうです。「逆もまた真なり」で「今日の非常識は明日の常識」という場合もあります。

医療を含む科学の世界では、よく起こることです。老化の予防や健康の維持についても同じこと。「いま、正しいと信じられていることが、将来もずっと正しいかどうかはわからない」のです。

常識が非常識に転じるなんて、かなりショックだと思いますが、ある意味でそれはしょうがない。科学の進歩とはそういうものだからです。

では私たちは、巷間あふれかえる健康情報と、どのような姿勢で向き合えばいいでしょうか。ポイントは二つあります。

一つは、一つの健康情報を信じて、まじめにがんばり過ぎないことです。何事も偏《かた》るのはよくありません。「健康にいい」ことでも、「過ぎれば毒」ということもあります。実践するにしても、

「ちょっと試してみよう」

くらいの気持ちで取り組むのがちょうどいいでしょう。

そのうえで三カ月くらいやってみて「たしかにいい」と実感すれば続ける、「全然、効果が感じられない」のであればやめる、というふうに、自分の体と相談しながら、自分にとっての常識・非常識をわきまえるのがベストです。

もう一つは、最新の健康情報、それも信頼度の高い機関や企業から発信されている情報を、ときどきチェックすることです。

これを心がけておけば、たとえ「今日の常識は明日の非常識」となるような〝科学的新発見〟があったとしても、そうあわてることはなくなります。

本項では、近年の医療情報から、多くの人が信じているであろう〝常識のウソ〟をいくつか紹介しましょう。

〈常識のウソ1〉糖質は控えればいい、というものではない

ここ十年ほど、「糖質制限」が一種のブームのようになっています。

もちろん予備軍を含めて糖尿病の人は、ある程度糖質を制限するのは望ましいことです。とりわけ果物は、ビタミン・ミネラルが豊富な点ではいいのですが、最近は糖度の高いものが増えてきたので、糖質の過剰摂取にならないよう注意が必要です。糖質を摂らなければ、血糖値は上がりにくくなり、治療や予防になりますから。

もっとも糖質制限が流行した理由は、それだけではありません。なかには「ダイエット」を目的に、糖質制限を取り入れた人が少なからずおられると思います。

どんな目的にせよ、糖質制限自体はいちがいに悪いとはいい切れません。問題は糖質を〝悪者扱い〟し過ぎることです。

前に「私たち人間の生命エネルギーは、糖質を燃料にしてつくられる」とお話ししましたね？

この一点だけで、糖質が何よりも大事な栄養素であることは自明の理ではありませんか。

もう一つ、脂肪も生命エネルギーの燃料になりますが、これだけに頼るのは現実的ではありません。

私たちは通常、健康維持に必要なエネルギーのおよそ半分を糖質に依存しているので、控えすぎは危険なのです。

なぜなら糖質制限をして、脂質やタンパク質をたっぷり入れた食事一辺倒になると、糖質と共存している食物繊維や、ビタミン、ミネラルなどの微量栄養素が不足しやすくなるからです。

サプリメントで補充する人もいるようですが、それが適切であるかどうかは疑問の残るところです。

いずれにせよ糖質を摂りすぎるのは問題ですが、かといって極端な〝糖質断ち〟に走るのも感心しません。むしろ健康寿命の短縮を招く恐れがあるのです。

「糖質はちょっと控えて、適度に摂る」

ことを心がけてください。

〈常識のウソ2〉高脂肪牛乳のほうが太りにくい

「高脂肪牛乳と低脂肪牛乳、どちらが太りやすいですか？」

と問われたら、ほぼ全員が「愚問だよ、高脂肪牛乳に決まってるじゃないか」と答えるのではないかと思います。

けれども正解は、その逆。「高脂肪牛乳のほうが太りにくい」という研究報告が出されています。

四十五歳以上の標準体重の女性一万八四三八名を十一年余り追跡調査したところ、四四・七％がBMI二五以上の肥満になりました。

加齢とともに太った、ということです。

ところがその肥満発症率は、高脂肪牛乳より低脂肪牛乳を飲んでいる女性のほうが高かったといいます。つまり、

「飽和脂肪酸の多い高エネルギー食が、直ちに肥満を引き起こすわけではなく、他の食品との組み合わせに原因がある」

ということがわかったのです。また約六十万人を対象とする研究からも、

「高脂肪乳製品を一日に二百グラムくらい食べている人は、それより摂取量の少ない人より糖尿病発症リスクが低い」

という報告もあります。

牛乳を含めて飽和脂肪酸を多く含む食べ物というのは、少し前まで「動脈硬化を促進させるので、できるだけ摂らないほうがよい」とされていました。けれどもいまは、

「飽和脂肪酸はある程度摂ったほうが、動脈硬化予防に役立つ」

というのが常識になりつつあります。

とくに日本人は、糖質を過剰に摂取し、肉や魚をしっかり食べない傾向があるので、脂肪やタンパク質が不足しがち。必要以上に「飽和脂肪酸は体に悪い」と敵視せず、意識して摂るようにしてください。

〈常識のウソ3〉果物の皮を捨てるなんて、若さをあきらめるのも同然です

みなさんはリンゴやブドウ、キウイなどの果物の皮を、当たり前のようにむいて、捨て

ていませんか？

それはもったいない。じつは皮にこそ、老化防止につながる大事なものがより多く含まれているからです。

果物は皮をむかずに丸ごとがぶり。それが「健康常識」です。

たとえばリンゴは、もともと健康効果の高い果物です。とりわけ皮には、百種類以上のポリフェノールが含まれます。＋ビタミンCで、より高い抗酸化作用が期待できます。

加えて皮には、実の約四倍もの食物繊維が含まれています。腸内環境を整えることにもつながるでしょう。

またブドウ、とくに赤や黒の皮を持つデラウェア、巨峰、ピオーネなどは、栄養素が皮に集中しているといってもいいくらい。ポリフェノールの一種であるアントシアニンが豊富です。

「皮は渋いから、ちょっと……」と、丸ごと食べることに抵抗のある方は、皮のついたまま冷凍し、シャーベット状にして食べてはいかがでしょうか。

あと最近は、「皮ごと食べられる」ことをウリにした品種も増えているので、好みのものを探してみるのもいいかと思います。

意外なところでは、キウイも皮ごと食べるのがおすすめです。

キウイの皮の部分にはポリフェノールが多く含まれているほか、実の部分だけ食べるより約二倍の食物繊維が摂れます。

毛が生えていて抵抗感があるかもしれませんが、洗ってこすり落とせば大丈夫。輪切りにするなり、皮ごと絞ってジュースやスムージーにするなり、お好みで楽しんでください。

このほか、ミカンは薄皮や筋に食物繊維が豊富ですし、スイカは白い皮にシトルリンという血流の改善や抗酸化作用のあるアミノ酸が含まれています。

あと果物ではありませんが、ピーナッツの茶色い薄い皮には、ポリフェノールの一種であるレスベラトロールが含まれています。

実にはほとんど含まれていないので、健康を考えるなら、皮こそ食べるべきでしょう。

ちょっともそもそして食べにくいけれど、ゆでピーナッツにすれば気になりませんよ。

〈常識のウソ4〉卵は控えなくてもよい

「卵を食べると、コレステロールが上がります。一日に一個を限度にしましょう」

こんなトンデモナイ「常識のウソ」が、長いこと、まかり通っていました。

すでに「コレステロール値をさほど気にする意味はない」と明確にされていますが、それでもいまなお不安をぬぐえない人が多いようです。

そのくらい「卵＝コレステロール値アップ＝健康に悪い」という〝刷り込み〟が強烈なのでしょう。

その〝戦犯〟は、百年も前にロシアで行われたある実験です。もともと卵を食べないウサギに、ムリヤリ卵を食べさせて血中コレステロールを測ったのです。それで「コレステロール値が急上昇して、動脈硬化が現われた」と結論していたのです。

そもそもウサギは草食動物なのですから、その結果を人間に当てはめるのはあまりにも非科学的といわざるをえません。

それに、卵に含まれるコレステロールは、ほんのわずか。これを制限したところで、コレステロール値が下がるわけもないのです。

つまり、卵を食べたからといって、多くの人はコレステロール値が上がる心配はまったくありません。体に何か不都合なことが起こることもありえません。

ただし「家族性高コレステロール血症（若いころからＬＤＬコレステロールが高く、動脈硬化が進んで、血管が細くなったり詰まったりする病気)」と診断された方は、食事から摂るコレステロール量が血液中のコレステロール量を増加させるので、控えめにしたほうがいいでしょう。

そういう場合を除くと、卵によりコレステロール値が上がることはなく、現実に、たとえば、

「卵を食べている人のほうが、まったく食べない人よりも動脈硬化性疾患の発症リスクが低い」とか、

「卵を一日に二個以上摂取する群と、ほとんど摂取しない群との間で、死亡率に有意なさを認められない」

といった研究結果も報告されています。

それどころか卵類に関しては、オメガ3系の組み合わせが、動脈硬化性疾患に抑制的に働く可能性があるともいわれています。

その意味では、コレステロールとオメガ3系脂肪酸との組み合わせ食品である数の子などはおすすめです。

さらにありがたいのは、卵の摂取は認知機能に良い作用をおよぼしている可能性がある

ことです。たとえば認知機能に障害のない四十二〜六十歳の男性を対象にフィンランドで行われた調査によると、

「卵の一日当たりの摂取量が十四グラム以下ともっとも少ない群を『一』とすると、四十三グラム以上摂取するもっとも多い群は、認知症の発症リスクが〇・七五だった」

そうです。

つまり卵をたくさん食べる人ほど、認知症発症リスクが低い、ということです。これは、卵には脂質代謝を促進する作用があるコリンが多く含まれているからでしょう。

そういったことからも、必要以上に卵を控える必要はないとわかります。

そもそも卵には、良質なタンパク質や脂質に加えて、ビタミン・ミネラルが豊富に含まれています。

もっといえば、遺伝子の原料である核酸も、脳細胞の活性化に欠かせないコリンという脂質も、ビタミンA、鉄、カルシウムも豊富。これほどすばらしい食品はないと言っても過言ではありません。

それに、ゆで卵をはじめ玉子焼き、目玉焼き、スクランブルエッグ、オムレツ。かきたま汁などなど、手軽にできる料理のバリエーションも豊富です。

さらに、ここのところ値上がりしたとはいえ、長らく「物価の優等生」と称されるほど値段が安定しています。

とにかく良いことづくめです。「一日に一個」などと卵をひかえるなんて、非常にもったいない話。体重に応じて、一日二個ぐらいは食べてもいいでしょう。

〈常識のウソ5〉人工甘味料より砂糖のほうが体にいい

「甘いものは好きだけれど、たくさん摂ると太るから、できるだけガマンしなくては」と考え、実行している人は多いでしょう。

糖尿病など、健康に不安のある人なら、なおさらだと思います。

それは正しい。肥満はさまざまな疾患の原因となりますから、砂糖を控えること自体は、健康にとって大切なことです。

問題は「砂糖は高カロリーだから控える。でも甘いものは食べたいから、少量で砂糖の何百倍も甘く、体重や血糖値のコントロールが簡単にできる人工甘味料を使う」という方向に走ることです。それは間違い。

先ごろ、ＷＨＯからこんな発表がありました。

「長期に渡って日常的に特定の砂糖代替品を使うと、特定の慢性病を発症するリスクが高まる可能性がある」――。

同ガイドラインでは、「心疾患や糖尿病、がん、慢性肺疾患などのリスクを低減するために砂糖代替品を使わないように」と呼びかけています。

近年、砂糖はすっかり悪者になっています。

スーパーなどでは砂糖替わりに使える多種多彩な人口甘味料はもとより、「糖質ゼロ」「カロリーゼロ」などと謳ったソフトドリンクやアルコール飲料、スイーツが棚のかなりの部分を占めています。

カロリーゼロ、糖質ゼロなのに甘いのは、人工甘味料を使っているからです。味覚の敏感な人なら、すぐに「自然の甘みとは違う」と気づくのではないでしょうか。

ソフトドリンクに関連して、ヨーロッパの主要十カ国の住民約四十五万人を対象に十六年ほど追跡調査を行ったデータがあります。報告の一つは、

「ソフトドリンクを毎日二杯以上飲む人は、月に一杯まで、ほとんど飲まない人に比べて、死亡率が有意に高い」

というものです。

これは糖分摂取が健康に少なからぬ悪影響をおよぼすことから、誰しも予測通り、といったところでしょうか。

それはそれとして、この調査で興味深いのは、ソフトドリンクを砂糖入りのものと、人工甘味料入りのものに分けて死亡率の増加を調べたことです。結果、

「砂糖入りソフトドリンクを飲む人は八％、人工甘味料入りソフトドリンクを飲む人は二六％、死亡率が増加した」

ことがわかりました。

後者の死亡原因で高率だったのは、循環器疾患で、五二％の増加が認められました。一方、前者、砂糖入りのソフトドリンクでは有意な増加は認められませんでした。従来よく、

「砂糖の摂取はカロリーの増加と血糖値の上昇を引き起こし、動脈硬化を促進する恐れがある。だからカロリーが低く、糖分を含まない人工甘味料のほうが好ましい」

と言われていました。

けれども実際には、むしろ逆であることが、この調査によりわかったのです。人工甘味料にはこのほか、

「血糖値が上がらないため、脳の満足度が少なく、過剰な食欲をもたらす」

「微量で甘さを感じるので、日常的に使用し続けると、甘味に対する感覚が鈍る」

などのデメリットもあります。

甘いものを食べたいときは、砂糖を控えると同時に、人工甘味料で代替することも控えるのが望ましいところ。

甘いものを食べる場合は極力、果物などや加工を最小限にとどめた砂糖無添加の食品・飲料等、他の栄養素もいっしょに摂れる「天然の甘さ」のあるもので代用するといいでしょう。

〈常識のウソ6〉〝ぽっちゃり気味〟のほうが長生き？

メタボリックシンドローム（内臓脂肪症候群）に着目した健診制度が始まったのは二〇〇八年のこと。背景には、

「糖尿病をはじめとする生活習慣病の有病者ならびに予備軍が増加し、それが原因で死亡する人が全体の三分の一にも上る」

と推計されたことがあります。

これと前後して、「ＢＭＩ」という指数が注目されるようになりました。

ＢＭＩとは、体重と身長の関係から肥満度を示す体格指数のこと。「体重（キログラム）÷（身長（メートル）の二乗」という数式から計算される数値です。

このＢＭＩが二五以上の人は肥満と見なされ、エネルギー摂取量を減らすように指導されました。

しかし人間、やせればいい、というものではありません。

とくに高齢者のなかには、メタボ対策と糖尿病予防に真面目に取り組む余り、栄養失調に陥ったり、体脂肪を減少させてしまったりする人が少なくありません。

そんなふうでは、「生活習慣病に罹患《りかん》するのは免れたけれど、筋力が落ちて、歩くのも大変になってしまった」ということになりかねません。

ですからＢＭＩをあまり気にし過ぎるのも問題です。

「理想体重はＢＭＩ二十二」

といわれていますが、それを達成するだけでは健康寿命を実現できないのです。それに、

「むしろＢＭＩ二十五以上の軽度肥満の人のほうが健康寿命が長い」

という健康報告もあります。

筋肉量を落としてまで痩せる必要はないのです。

〈常識のウソ7〉「果物は太る」というのは誤解

果物は甘いせいか「太る」というイメージが強いようです。

たしかに果物をたくさん食べると、糖質の摂取量が増えるので、肥満と関係がないとは言い切れません。

しかし糖質は、ほかの食べ物からも摂取します。食事全体の総エネルギー摂取量が増えないように注意すれば、体重に何ら影響することはありません。

それに近年はミカンやリンゴなど、果物全般、糖度が非常に上がっているので、余計に「太る」ことを心配するかもしれません。

ただエネルギー増加量は、百グラム当たり四キロカロリー程度のもの。心配するほどのことはありません。

果物で注目すべきは、糖度よりも健康にいい効果があることです。

たとえば柑橘類に多く含まれるビタミンCには抗酸化作用、抗がん作用、抗ストレス作用、クエン酸には疲労回復効果、リンゴやミカンに含まれるカリウムには血圧を下げる作用があります。

しかも果物全般、強い抗酸化作用があるポリフェノールが豊富に含まれています。さらにバナナ、リンゴ、パイナップルなどに含まれる食物繊維は、便秘の予防に最適です。

厚生労働省と農林水産省が決めた「食事バランスガイド」でも「果物は毎日、およそ二百g（リンゴなら一個、ミカンなら二個程度）食べる」ことを推奨しています。「皮をむくのが面倒」とか「値段が高い」などと言って億劫がらず、積極的に食べるようにしましょう。

ちなみに糖尿病が心配な方は、ブリーベリーやブドウ、リンゴがおすすめ。発症率を下げるとされています。あとキウィフルーツは、食後血糖値の上昇を抑えてくれる果物です。

安心して召し上がれ。


以上が近年明らかになった「常識のウソ」の数々です。間違った思いこみのあった人は、今日から考えを改めましょう。

「健康法のつもりでやっていたことが、不健康法だった」なんて、しゃれになりませんからね。

3章

「脳力」を鍛える!

▼認知症をただ待つのはヤメよ

いくつになっても「頭の切れる人」であるために

脳はなぜ老いるのか

「ブレーン・エイジング」のメカニズム

ヒトの体には、脳を中心に網の目のごとく神経繊維が張り巡らされています。その総延長はどのくらいになると思いますか？　なんと、

「地球から月に達する長さがある」

といわれています。

つまりおよそ三十八万km！　仮に時速二百kmの新幹線で行くと、約八十日もかかるそうです。

そんなに長い神経繊維が、体内に収まっているとは……！　驚嘆するばかりです。

でもそれほど緻密な神経繊維網があるからこそ、体のどこかで異変が生じると、それがたとえ脳から一番遠い足の指先であっても、脳は直ちに感知できます。しかも即座に、対応することが可能なのです。

ただし、このすばらしい神経繊維網は、加齢とともに減少していきます。それにともない脳は萎縮し、やがて生活能力が著しく低下。「認知症」と呼ばれる状態に陥ります。

パーキンソン病や脳卒中なども、同じく脳を中心とする疾患です。ほかに、平衡感覚が低下することによるふらつきや、視力・聴力・記憶力の低下などを含め、脳神経系が関係する機能低下を「ブレーン・エイジング」といいます。

脳は日中だけではなく寝ている間も活動を続けています。いいかえれば、「脳の細胞内のミトコンドリアでは、常に酸素を使ってブドウ糖を燃焼させ、エネルギーを得ている」

ということです。

しかも酸素やブドウ糖は、備蓄されていません。何らかの事情で供給が止まると、すぐに「脳死」に至ります。

また脳神経細胞は、神経伝達物質を生産するために、アミノ酸やビタミン、ミネラルなどの栄養素を必要としています。これらの補給経路となる血管系が確保されていないと、補給の断たれた場所の細胞が死んでしまいます。

こうして脳は、ある種栄養不足から、活動が鈍化していくわけです。

一方で、血栓により血流路が遮断されたり、血管壁が破れて出血したりすると、大変な事態を招きます。〝血液洪水〟により神経細胞が機能しなくなるのです。

これが脳卒中。意識がなくなる、半身不随になる、などの症状が現れます。最初は気がつかない程度の微少な循環障害であるだけに、厄介な問題です。

あと一つ、脳に軽度の慢性炎症が発生するケースがあります。

脳神経細胞は、脳血管から必要なものを取り込み、有害なものや不用物は入ってこないよう、血液脳関門で管理されています。ところが高血糖や酸化物・ウィルスなどの病原体が入ってくることで、この血液脳関門に不具合が生じるのです。

結果、神経組織内に異物や老廃物が侵入し、蓄積するなどして、その刺激により炎症が発生してしまいます。

軽度とはいえ、脳の慢性炎症は疲労感やうつ症状を引き起こします。

これが長期になると、認知症やパーキンソン病をはじめとする神経変成疾患を発症させる危険もあります。

どうですか。一昔前なら、「ボケ」の一言で片付けていたでしょうけれど、そんなに軽い問題ではありません。とても呑気にしてはいられないとおわかりいただけたと思います。

ブレーン・エイジングはゆるやかに進行する

ブレーン・エイジングが厄介なのは、自覚症状がほとんどないことです。そのため、「気がついたら、かなり進行していた」

なんてことが起こりかねません。

それに残念なことに、脳神経細胞はいったんダメージを受けてしまうと、二度と元の状態には戻りません。

……と聞くと、絶望的な気分になるかもしれませんね。申し訳ない、少々脅すようなことを言いました。

でも大丈夫、予防は可能です。

前項でお話しした「ブレーン・エイジング」を理解したうえで、予防対策を取っていきましょう。

認知症にしてもパーキンソン病にしても、「いきなり発症する病気」ではありません。

十年、二十年、三十年という長い歳月をかけて、悪しき生活習慣が脳にダメージを与え続けることで、じょじょに進行していくものです。

おおむね三〇代、四〇代の若いころに脳のあちこちで小さな芽を出し、五〇代、六〇代にじわじわと成長し、七〇代、八〇代で一気に姿を現す、そういう病気なのです。

進行のスピードには個人差がありますが、多くの場合、加齢とともに加速度的に進みます。

であるならば、

「できれば五〇代、遅くとも六〇代に入ったら、脳に与えるダメージを減らす暮らし方をする」

ことがポイントになります。

つまり五〇代以降をどう過ごすかが、ブレーン・エイジングのスピードを緩める決め手になる、ということです。

なかでも大切なのは、「脳にいい食事」をすることです。

ただし十年、二十年、続けられなければ意味がないので、あんまりがんばりすぎないよう気をつけてください。

ムリなく長期間続けられる「脳にいい食事」とはどんなものか。本章で解き明かしていくことにしましょう。

認知症やうつの予防は〝いいとこ取りのハイブリッド食〟で

予防するべきは動脈硬化や高血圧

認知症はいまや、〝高齢化社会先進国の〟日本だけではなく、欧米でも大きな問題になっています。

そのなかで、死亡原因の一位である心血管系疾患を予防・治療することが、認知症の予防に効果があると考えられています。証左《しょうさ》の一つに、日本で行われた「久山町研究」というものがあります。

これは、福岡県福岡市の東部に隣接する久山町の四十歳以上の全住民、約九千人を対象に行っている疫学調査のことです。きっかけは、

「日本人は脳卒中による死亡率が、欧米に比べて十二・四倍と〝異常に〟高い」

というデータを見た欧米の研究者から、「差がありすぎる。誤診ではないか」との声が

上がったことです。

そんな不名誉な批判に甘んじるわけにはいきません。そこで日本人の脳卒中の実態を解明しようと、一九六一年に追跡調査が始まったのです。

久山町がターゲットになったのは、住民の年齢・職業分布がほぼ全国平均だから。久山町の住民はつまり、科学的な検証に適した「平均的な日本人集団」なのです。

それはさておき、本調査により、

「中年期の高血圧が、脳血管性認知症の主要な原因である」

ことが明らかにされました。

だとしたら、動脈硬化や高血圧を予防することが、認知症の予防につながるはずですよね？

認知症は脳が萎縮して小さくなってから治療を始めても、生活の質は大きく損なわれたまま。治療薬の開発が進められているとはいえ、高価であったり、服用しても改善が非常に難しかったりするのが現状です。

やはり予防にまさるものはなし、なのです。

私たちがまず心がけるべきは、動脈硬化や高血圧症、ひいては認知症を予防する食事を心がけることでしょう。

「地中海食＋ダッシュ食」認知症予防に効果あり

すでに認知症予防を目標に行われた大規模臨床実験で、一定の効果があると示されている食事が二つあります。

一つが「地中海食」です。名称に冠された「地中海」という言葉からイメージされるように、この食事は、「エキストラバージンオリーブオイルを主体に、野菜、魚、全粒穀物、ナッツ、豆などを多く使った」もの。適度のワインとともにいただきます。

一方で、肉や乳製品を控えめにするのが特徴的。心筋梗塞や脳卒中に加えて、肥満や糖尿病由来の認知症の発症を抑制する効果があるとされています。

もう一つ、「ダッシュ（DASH）食」というものがあります。

こちらは、高血圧を予防する効果があるとされています。減塩が主体の食事で、「野菜、果物、低脂肪乳製品を豊富に食べる」ことと、「飽和脂肪酸とコレステロールの摂取を少なく、カルシウム、マグネシウム、食物繊維をたっぷり摂る」

ことが眼目です。

これら「地中海食」と「ダッシュ食」は、分けて考える必要はありません。両者をハイブリッドさせるのがベスト。「マインド食」と呼ばれ、より認知症予防に効果があることがわかっています。

このことを示すデータがあります。

それは、シカゴ在住の約千人の人（平均年齢八十一・四±七・二歳、女性七五％）に実施した食事調査。マインド食を三段階のスコアに分けて四、五年間、観察したところ、「マインド食を取り入れた、スコアの高い群は、低い群に比べて、アルツハイマー病のリスクが五三％低かった」

ことがわかりました。

このマインド食が推奨する「脳にいい食品」には、緑黄色野菜をはじめとする野菜類、ナッツ、ベリー類、豆、全粒穀物、魚・鶏肉（フライは除く）、オリーブオイル、ワインなどの品目があります。

逆に、脳の健康を損なう危険のある食品として、赤肉、バター、マーガリン、チーズ、焼き菓子などのスイーツ、ファストフード、揚げ物などをあげています。

ただしこれらの食品は「絶対食べてはダメ」なわけではなく、「控えましょうね」ということです。

さらに日本人に合うアレンジを

もっとも右の調査は、もともと肉をたくさん食べ、魚はあまり食べないアメリカ人高齢者を対象にした調査です。

たとえば「けっこうな量の肉を食べても低スコア」とか「魚は週に一度程度でも高スコア」など、摂取頻度のスコアの基準がアメリカ人に特化して設定されたもの。そのまま日本人に当てはめるのはムリがあるので、多少のアレンジが必要です。

いうなれば「和風マインド食」――。

おもな〝改変点〟は三つあります。

一つは、「肉を控える必要はない」ことです。

アメリカ人は「週に七食以上も赤肉を食べる」から問題なのであって、そこまで食べる日本人はそう多くないでしょう。しかも一度に食べる量も、アメリカ人と日本人では格段に違います。

むしろ「毎日のように、朝・昼・夕食のどこかで、百g程度の肉を使った料理を楽しむ」感覚がよいかと思います。

二つ目は、「魚は少なくとも週に四日以上、できれば毎日食べる」ことです。

アメリカ人を対象とするマインド食スコアでは、「魚は週に一度食べれば高得点」とされていますが、日本人の食習慣からいって、甘すぎます。毎日、いろんなバリエーションの魚料理を食べてください。

何といっても魚には、脳神経系を構成する重要な脂肪酸であるＤＨＡとＥＰＡが豊富に含まれています。実際、「魚をたくさん食べて摂取することで、認知症の発症リスクを低減させる」という研究報告もあるくらい。アメリカ人向けのマインド食スコアより多く摂ることが望ましいのです。

三つ目は、「牛乳・乳製品を控えるのは好ましくない」ことです。日本人はアメリカ人ほど牛乳・乳製品を摂らないので、「控えなさい」というマインド食のアドバイスは当てはまりません。現実に日本で行われた疫学試験では、牛乳・乳製品を多く摂る人のほうが「健康長寿」であると報告されています。

四つ目は、「塩分を控えめにする」ことです。和食はどうしても、塩分の摂取量が過剰になりがち。ショウガやワサビ、酢などを使って、調理を工夫するといいでしょう。

五つ目は、「発酵食品を食べる」ことです。

発酵食品は腸内環境の改善に役立つと同時に、認知症の予防にも好ましいとされています。納豆や酒粕、味噌、ヨーグルトなどは「脳にいい」食品です。

以上を参考にして、自分にとっておいしく食べられる「和風マインド食」を楽しむといいでしょう。脳も喜びますよ。

一日に三、四杯のコーヒーが脳をクリアにする

良薬は口に苦し

コーヒーはいつごろ、世界のどこで飲まれるようになったのでしょうか。「コーヒー・ルンバ」という歌で、

♪　昔、アラブの偉いお坊さんが……

とあるように、イスラム圏で十三世紀ごろから愛飲されるようになった、と伝えられています。

歌ではコーヒーは「恋心を呼び覚ます魔法の実」ですが、当時は食べると気分が爽快になる「秘薬」として珍重されました。

こんな伝説があります。

「アラビア人の山羊飼いカルディが、エチオピアの草原で放牧生活をしていたときのこと。山羊たちが元気に飛んだり跳ねたりしているのを不思議に思い、調べてみたところ、辺りの木々になる真っ赤な実を食べていることがわかりました。

そこでカルディは、自分も食べてみました。すると、とても爽快な気分になります。以後、彼は山羊とともに赤い実を食べて元気に暮らしました。

そんなあるとき、イスラム教の僧侶が通りかかりました。そしてカルディたちの様子を見て、赤い実の不思議な力にびっくり！　これを僧院に持ち帰って、仲間の僧侶たちにもふるまいました。

みんな一様に、甘ずっぱくておいしいうえに、眠気がとれて気分が爽やかになることを実感。すっかり赤い実に魅せられて、「魔法の豆」として密かに愛用されるようになりました」


コーヒーにまつわる伝説はほかにもたくさんありますが、共通するのは、「イスラム教の僧侶の眠気ざましの妙薬として広まった」ということです。

その後、実を砕いて煎じるようになって、ヨーロッパに伝来。健康にいい飲み物として、あるいは嗜好品として、愛飲されるようになったといいます。

日本に伝わったのは江戸時代。オランダ商人が長崎出島に持ち込んだのが最初とされています。

天明年間（一七八一～八八年）に日本語に訳された『紅毛本草《こうもうほんぞう》』という書物には、「コーヒーは万病に効く薬だ」といったことが記されているそうです。

また、江戸末期に出島のオランダ商館にやって来たドイツ人医師、シーボルトは「コーヒーは長寿をもたらす良薬だ」とし、普及に努めた、などという話も伝わっています。

こういった話から、コーヒーは古来、その〝薬効〟を珍重されていたことがわかります。

それが正しいことは、すでにエビデンスが得られています。

クロロゲン酸がマルチパワーを発揮

コーヒーの効用はひとえに、種子に含まれるポリフェノール成分、クロロゲン酸がもたらすものです。

私たちが飲むコーヒーには、百㎖当たりおよそ二百㎎のクロロゲン酸が含まれています。

生のコーヒー豆にはもっと多いのですが、焙煎すると、多くが分解され、半分以下に減少してしまいます。

ちょっともったいない気もしますが、香ばしい風味こそがおいしさの核にあるもの。生の豆をかじる必要はありません。より健康効果を得たい人は、深煎りよりも浅煎りの豆で淹れるといいでしょう。

さて、クロロゲン酸には具体的に、どんな効果があるのか。以下に列挙しましょう。

- 血糖値の上昇を抑え、糖尿病の発症リスクを低減する。食後より食事の前に飲んだほうが、クロロゲン酸による予防効果は高い
- 褐色脂肪細胞を活性化し、脂肪燃焼を高めることで、肥満を改善する
- 血圧を安定させる
- 血管壁を丈夫にする
- シミの減少に役立つ
- ガンを予防する
- 認知症を予防する

このマルチプレイヤーぶりに驚く人が多いでしょう。とくに最後の「認知症予防」については、

「アルツハイマー型認知症の原因になる『アミロイドβ』から神経細胞を保護し、学習記憶障害を予防する」

という報告があります。

コーヒーは心豊かなひとときを楽しむのに欠かせない嗜好品であると同時に、健康長寿のために薬のように作用する飲み物でもあるのです。

ただし一日に五杯以上飲むと、循環器疾患や呼吸器疾患のリスクが上がるともいわれます。三、四杯程度にするとよいかと思います。

毎日食べたい
高カカオチョコレート

脳の疲れは糖分不足から

勉強でも、仕事でも、頭を使って疲れると、甘いものが欲しくなりませんか？

それは、体や脳が大量にエネルギーを消費し、肝臓や筋肉に貯蔵されているグリコーゲンがなくなり、血液中に糖分を補給できなくなるからです。当然、血糖値が下がり、疲れやだるさを感じます。

とくに脳は、ブドウ糖をエネルギー源としているので、大変な栄養不足に陥ります。

疲れや眠気を感じたり、集中力が切れたりするのはそのため。甘いものが欲しくなるのは、脳からの「甘いものを食べて」というサインなのです。

そういうときは……というより、そんな危ない状況にならないように、高カカオチョコレートを〝常食〟することをおすすめします。摂取量の目安は、

「カカオ七二％のチョコを一日二十五g（板チョコ六カケくらい）」がいいでしょう。

なぜ「高カカオ」かというと、チョコレートに含まれるカカオポリフェノールには、脳を活性化させる作用があるからです。詳しくは後述します。

〝悪玉食品〟から〝善玉食品〟へ

一般的なミルクチョコレートは甘くておいしいのですが、砂糖とミルクがたっぷり含まれているのが玉に瑕《きず》。たくさん食べると、肥満や糖尿病、高血圧などの生活習慣病を引き起こす危険があります。

チョコレートが長年、健康に悪影響をおよぼす〝悪玉食品〟の地位に甘んじてきた理由は、まさにそこにあります。

けれどもチョコレートの原料となるカカオ自体は古来、健康長寿にふさわしい食べ物とされていました。

カカオと人類との歴史を遡《さかのぼ》れば、紀元前三五〇〇年ごろのエクアドルに行き着きます。

カカオが食用として使われていたらしいのです。

その二千年後には、オルメカ人がメキシコ湾岸沿いでカカオの栽培を始めたといいます。

さらに時代が進んで紀元後四〇〇年ごろ、アステカ、マヤの時代には、カカオは通貨にもなりました。

それほど高価なものを味わえるのは、王族などの特権階級や兵士たちだけ。彼らは「力を与える」とされたチョコレートドリンク——カカオ豆をすりつぶし、水と唐辛子、トウモロコシなどを混ぜたどろどろの飲み物を飲むことができたそうです。

このチョコレートが欧米に渡ったのは十六世紀のこと。コロンブスがカカオ豆に遭遇した最初のヨーロッパ人だといわれています。

そのころからです、チョコレートが甘くなったのは。当初は薬として使われていたものの、アステカ独特のチョコレートドリンクは苦くてスペイン人の口には合わなかったようです。それで蜂蜜を入れて、甘くしたのでした。

こうしてチョコレートは甘さと引き換えに、薬効が軽視されるようになってしまいました。

そんなチョコレートが健康にいい食品として復権したのは、ここ二十年くらいでしょうか。チョコレートにポリフェノールが多く含まれ、カカオ含有量の多いビターチョコレートを摂ると体内の抗酸化作用が高まることがわかりました。

さらに、「ノーベル賞受賞者の数は、その国のチョコレート摂取量と相関している」という論文が、世界の一流学術誌「ニュー・イングランド・ジャーナル」に掲載されたことです。

チョコレートの成分が脳の知的活動に良い影響をおよぼしているのではないか、ということが示唆されたのです。

BDNF（脳由来神経栄養因子）が脳の隅々にまで健康を届ける

認知症など、脳が機能障害を起こさないようにするには、脳の隅々にまで酸素や栄養成分が行き渡らなくてはなりません。

丈夫な血管と健康な神経細胞をつくる、BDNFはその栄養因子として注目されているものです。

……といっても「ＢＤＮＦって何？」という感じですよね。説明しましょう。

「ＢＤＮＦ」とは「Brain-derived neurotrophic factor」の略で、日本語では「脳由来神経栄養因子」――脳にある神経細胞がつくりだすタンパク質のこと。近年、多くの末梢組織でも産生されることがわかっています。

このＢＤＮＦの重要な役回りは、神経細胞を活性することです。枯渇してくると、脳は萎縮し、認知機能の低下が起こりやすいことが報告されています。

実際、アルツハイマー病、パーキンソン病、統合失調症、うつ病など、さまざまな脳の疾患で、共通して「ＢＤＮＦの低下」が見られます。

またＢＤＮＦは、加齢とともに低下してきます。物忘れすることが増えたり、記憶力や学習能力が低下したり、眠れなくなったりする。そういった老化現象にも、ＢＤＮＦが関わっているのです。であるならば、

「ＢＤＮＦを増加させれば、衰えてきた神経細胞は元気を復活する」

ということです。

では、どうすればＢＤＮＦを増やすことができるのか。

目下、神経細胞でBDNFの発現を増加させることのできる薬の開発が進められているものの、市場に登場するのはまだ時間がかかりそう。

けれども同様の効果が期待できる食品なら、あります。それが高カカオチョコレートなのです。たとえば日本人の男女三百八十五人を対象に行った研究では、

「七二%カカオポリフェノールを含む高カカオチョコレートを一日二十五g、四週間、食べたところ、BDNFが増加したほか、高血圧の改善や体調の向上が見られた」

といいます。

七二%高カカオチョコなら、食べすぎない限り、太る心配もあまりないので、積極的に食べましょう。

またBDNFは、適度な運動により増えることもわかってきました。

「一日三十分程度のウォーキングは、認知症や動脈硬化の予防に効果がある」

ということが明らかにされています。

ここは両者を組み合わせて、毎日の日課に、

「高カカオチョコを片手に、三十分のウォーキング」

を取り入れてはいかがでしょうか。

"BDNF効果"が期待される食品は、チョコだけではない

認知機能の向上が期待できるのは、チョコレートのカカオポリフェノールだけではありません。

当然のことながら、チョコレートと同じカカオ豆からつくられるココアは、同様の効果が期待できます。

たとえばイタリアでは、六十一歳から八十五歳までの認知機能障害のない九十名を対象に次のような臨床試験が行われました。

・ココアポリフェノールを一日に九九三mg摂取する高容量群
・同五二〇mg摂取する中容量群
・同四八mg摂取する低容量群

の三郡に分けて八週間、認知機能の変化を観察。結果、

「低容量群では認知機能に変化が見られなかった、中容量群と高容量群で、認知機能が総合的に増進することが確認されました。

ほかにも血圧が低下したり、血糖値が改善したりなど、望ましい結果が得られました。この結果を受けて、「認知機能は糖尿病や動脈硬化により障害される」ことから、それらの疾患を抑制したことが認知機能の障害を遅らせた、というふうにも考えられるのです。

カカオポリフェノール以外にも、果物や野菜などに含まれるさまざまなポリフェノール、魚介類に豊富なＤＮＡやＥＰＡなどのオメガ３系脂肪酸、ココナッツオイルの中鎖脂肪酸なども、認知症の予防効果が期待出来る試験成績がいくつか報告されています。

これら食品を認知症予防に、大いに役立てましょう。

刺激のある味わいで脳を活性化する

玉ネギの成分が脳にしみる？

玉ネギを切っていると、目がしみますよね。ひどいときには、涙がぼろぼろこぼれるくらいです。

どうしてでしょうか？

それは、細胞が壊れたときに発生する、硫化アリルという成分のせいです。いや、「せい」なんていってはいけません。「おかげ」というべきでしょう。

なぜなら硫化アリルには、「血栓を予防する」「悪玉コレステロールを減らす」「血圧の上昇を抑える」「インスリンの分泌を促す」といった作用があるからです。

とくに「血液をさらさらにして、動脈効果を予防する」作用は、ありがたいもの。その健康効果を考えると、目にしみることくらい何でもありませんよね。

ただし辛みをとるために水にさらさず、スライスしたものをそのまま食べるのがベター。硫化アリルが水に流れてしまうのです。ちょっと刺激のある味わいを楽しみましょう。

また玉ネギには、「ケルセチン」と呼ばれるポリフェノールが含まれています。強い抗酸化作用があり、細胞の老化を抑制したり、活性酸素を除去したり、血圧を低下させたりする効果があることはいうまでもありません。

ハーブ&スパイスで頭シャッキリ

ハーブやスパイスは、いまでこそ「料理をよりおいしくする薬味」のイメージが強いけれど、もともとは薬草として病気の治療に使われてきました。

昔の人たちは自然界のなかで、どういう植物が体の不調を治すのに役立つか、経験的に学びました。そうして得た知識が、今日まで伝承されてきたのです。

健康の助けになる植物のなかでも、緑の葉を持つ草がハーブ。古代ギリシア時代からハーブティーとして親しまれています。あと料理の香り付けにもよく使われます。心身をリラックスさせる効果があります。

一方、スパイスは種子や実、根、樹皮などから摂られた成分のこと。日本では「香辛料」と呼ばれます。紀元前から、肉の臭み消しや防腐剤として利用されていました。といっても、ハーブとスパイスを分ける明確な定義はありません。ざっくり「ハーブ&スパイス」と捉えればよいでしょう。

〝効能〟のほうも千差万別、さまざまありますが、ここで強調したいのは、「味覚、嗅覚、視覚などを通して、多様な刺激が脳に伝えられ、日ごろ使われていない神経細胞とその伝達経路を活性化する」と考えられることです。

多様性のある適度な刺激は、生体の順応性を高める効果が期待できるもの。さまざまな健康リスクに対する抵抗力が上がるとされています。

またハーブ&スパイスに含まれるポリフェノール、カロテノイド、アリルイソチオシアネートなどの硫黄含有化合物は、各種臓器をはじめ、ミトコンドリアやテロメア等の細胞機関を保護し、健康寿命を伸ばす効果が期待できます。

ただしハーブ&スパイスのなかには、人体に有害なものがあるので、注意が必要です。たとえばトリカブトのように、少量でも生体に強い作用を示すアルカロイドという成分を含有するものなど、知識のない人は安易に扱ってはいけません。
健康にいいハーブ&スパイスを積極的に食生活に取り入れ、眠る細胞を活性化しましょう。

アブラナ科の野菜の辛み成分に注目！

ワサビのところでお話ししたように、ここのところ、「アリルイソチオシアネート」という辛み成分が注目されています。理由は、「抗酸化作用があり、細胞のがん化を予防する」とされていることです。

またアリルイソチアシネートは、生命活動に必要なエネルギーを産生するミトコンドリアの機能を維持する作用があります。

それが、肝細胞の再生や筋肉組織の活性化をもたらすことに加えて、神経細胞の保護効果があることも確認されています。

アルツハイマー病やパーキンソン病などは、神経細胞で活性酸素が増えたり、抗酸化酵素の活性が低下したり、細胞死が促進されたりすることで起こります。アリルイソチアシネートの持つ保護効果は、だから大いに期待されているのです。

ワサビをはじめ大根やカイワレ大根、カラシナなどのツンとくる辛みのある野菜だけではなく、ブロッコリー、キャベツ、カリフラワー、白菜、小松菜、カブなどの辛くないアブラナ科の野菜にもアリルイソチアシネートは含まれています。調理でさまざまなおいしさを引き出しながら、たっぷり食べるようにしましょう。

鶏胸肉に豊富に含まれる抗酸化成分「イミダゾールジペプチド」は長生きの元？

渡り鳥はなぜ長距離を飛べるのか

渡り鳥はときに数千㎞におよぶ長い、長い距離を移動します。その間、休みながらだとしても、ずっと翼を動かしているのですから、大変な持久力です。

なぜ渡り鳥はそんな〝超鳥的〟なことを、涼しい顔をしてやってのけることができるのでしょうか。

「それが解明できれば、人間もマラソンなどの長距離を、あまり疲れずに速く走ることができるのではないか」

そんな観点から研究が進められ、発見された成分があります。

その名は「イミダゾールジペプチド」――。代表的な化合物に「カルノシン」と「アンセリン」があります。

カルノシンは一九〇〇年、牛肉エキスのなかから発見されました。豚のロース肉やもも肉、牛や猪の肉などに多く含まれます。

一方、一九二九年にカモの仲間であるガン亜科のトリの筋肉から発見されたアンセリンは、鶏の胸肉やもも肉、マグロ・カツオ・サメなどの大型回遊魚の筋肉に豊富に含まれています。

冒頭の疑問は、「渡り鳥は胸筋にアンセリンを多く含んでいるから、羽を動かす持続力を発揮できた」ということになります。

イミダゾールジペプチドはいまでは抗疲労作用が期待されて、サプリメントとしても広く利用されています。

健康に貢献するマルチパワー

渡り鳥の例でわかるように、イミダゾールジペプチドは優れた「疲労回復効果」を有します。活性酸素の有害作用を抑える抗酸化効果があるうえに、疲労物質である乳酸を分解する作用があるからです。

疲労感が軽減されれば、当然、体や肌が若々しく保たれます。

また痛風を引き起こす「尿酸の生成」を抑え、過剰につくられた尿酸を体外に排出させるのを促進する作用もあります。血中の尿酸値が高くなると、腎不全や尿路結石、動脈硬化、心筋梗塞、高血圧など、さまざまな生活習慣病にかかりやすくなります。その予防のためにも、イミダゾールジペプチドを摂取することは大切です。

さらにすばらしいのは、認知機能の改善が期待できることです。

たとえば「鶏の胸肉の摂取頻度を、月に一回未満から毎日一回まで、段階的に分けて、認知機能との関係を調べた」調査では、

「鶏胸肉の摂取量が多い群ほど、認知機能が良好である」

との結果が得られました。

あと一つ、アルツハイマー病の患者を二群に分け、一群は「認知症治療薬にカルノシンを添加したもの」、もう一群は「認知症治療薬のみ」を摂取してもらう調査を行ったところ、

「前者の群のほうが認知機能の改善が有意に認められた」

と報告されています。

パーキンソン病についても同様の研究が行われ。「パーキンソン病治療薬にイミダゾー

ルジペプチドを加えて摂取させたほうが改善効果が高い」という結果が出ています。

このほか、「イミダゾールジペプチドが細胞の寿命に関係するテロメアの短縮化を抑える作用がある」ことも見出されています。

恐るべし、イミダゾールジペプチド！　とりわけ多く含まれる鶏の胸肉や豚ロース・豚もも肉を、モリモリ食べることをおすすめします。

4章

「骨太の丈夫な体」をつくる！

▼「衰え」はこう乗り越えよ

「寝たきり」にならないように

要介護の前段階「フレイル」を乗り越えろ

「フレイル」とは

近年、「フレイル」(Frail.Frailty) という言葉がよく使われるようになりました。日本語にすると「虚弱」ですが、どういう意味か、ご存知ですか？ ひとことで言うと、「加齢により身体機能が低下を始めているが、まだ回復の可能性のある状態」——。もっと噛み砕いて言うと、「もうトシだな」と感じられる衰えのある状態を意味しています。

日本はもとより世界中が「高齢化率の上昇と介護負担」の問題に直面するなか、これを「フレイル」と名づけて、研究が進められています。

大事なのは「あー、フレイルだ。もうダメだ」とあきらめるのではなく、「まだフレイルだ。よし、いまのうちに改善を図ろう」と意を決することです。

個人差はありますが、大半の人が六十代も後半になると、「フレイル」ではないかと推察されます。

そんな現状に甘んじることなく、いち早くフレイルを見つけ、進行を可能な限り食い止めていきましょう。

5項目チェックで早期発見を

フレイルはおもに三つの領域――「身体」「心や認知」「社会性」で生じます。その原因はそれぞれ、

・身体――骨・関節・筋肉など、運動機能に関わる機関の衰え

・心や認知――認知機能の低下や抑うつ気分

・社会性――社会的に孤立することで、引きこもりがちな生活になること

があげられます。

なかでも大きな問題は、身体機能の衰えでしょう。

体を動かさなくなると、頭が働かなくなるし、気分も下がります。また社会的に孤立すると、外出が億劫になり、身体機能や認知機能の低下につながります。

つまりフレイルを改善するポイントは、身体機能を改善することにあるのです。

では、フレイルかどうか、どのようにして見分ければいいでしょうか。

日本では評価基準として、次の五つの項目を用いています。

①**体重減少**（半年で二、三kg）
②**思い当たる理由がないのに、疲労感がある**
③**運動や体操をしていない**
④**歩く速度が遅くなった**（一m／一秒未満）
⑤**筋力の低下**（握力が男性二十六kg未満、女性十八kg未満）

この内、該当する項目が一、二項目以上あればフレイル、ゼロなら健常と判断できます。

どうですか、フレイルだと思われますか？

ちなみにフレイルと似た老化現象に、「サルコペニア」(sarco-penia) と呼ばれるものがあります。こちらは、「筋肉量や筋力の低下による身体機能の低下」を意味します。

たとえば「青信号の間に横断歩道を渡り切れない」とか、「急いで歩こうとすると、転倒して骨折する」といったことがあるようなら、サルコペニアを疑ったほうがいいでしょう。

フレイルにせよ、サルコペニアにせよ、もっとも手っ取り早い予防・改善策は「食事療法」です。

以下を参考に、ぜひ実践してください。

タンパク質、カルシウム&ビタミンを〝予防食〟に

何よりも積極的に摂取するべきは、不足しがちなタンパク質です。

タンパク質は、筋肉を構成するアミノ酸や、血液中の主要なタンパク質であるアルブミ

ンの生成、皮膚や骨の形成に必要なコラーゲンの生成などに必要な栄養素です。肉や魚介類、大豆食品などを上手に組み合わせて、食事に取り入れてください。

それも「一日一回」ではなく、三回に分けて食べるのがベター。朝食からしっかりタンパク質を摂るようにしましょう。摂取量はざっくり、「肉や魚なら、手の平サイズで、厚さは手の厚みくらい。刺身なら五、六切れ。あとは卵一個、豆腐三分の一丁、納豆一パック……これらの食品から一食に一、二品」を目安に食べるのがいいかと思います。

また骨を強くするためには、カルシウムが必要です。クリームシチューなど、牛乳を使った洋食や、ヨーグルトを積極的に取り入れてください。

あとカルシウムの吸収率を上げるよう、サンマ、サケ、干しシイタケ、キクラゲ等、ビタミンDを豊富に含む食品を取り入れることもおすすめです。

ほかに酢、梅干し、レモンなど、酸味のある調味料や食材にも、胃腸の消化液の分泌を促しカルシウムの吸収を高める働きがあります。

さらにフレイルを進行させないためには、抗酸化作用のある栄養素を摂取することも大切です。ここまでも繰り返し述べているように、

「活性酸素が増えると、体内でエネルギーを産生しているミトコンドリアの機能が低下し、老化が促進される」

からです。

意識して、ビタミンC、ビタミンE、カロテノイド、ポリフェノールなどを豊富に含む食品を食べるようにしましょう。

「タンパク質、カルシウム&ビタミンで、フレイルを乗り越えよう」

を合言葉にした食生活は、寝たきりになるリスクを激減してくれます。

太陽の恵みを受けて「骨太」の体になる

骨の栄養、足りていますか？

高齢になると、骨の健康が気になります。たとえば、

「年をとって、身長が低くなった」

ということはありませんか？

これは、脊椎骨が骨粗しょう症で圧迫骨折を起こしたためです。このように「骨密度」が減少すると、最悪、「骨粗しょう症」になってしまいます。骨がスカスカで、もろくなるのです。

そのため、「転ぶと、骨折しやすい」状態になります。〝打ちどころ〟にもよりますが、大腿骨を骨折して歩行が困難になったり、腕や肩を骨折して日常の動作がうまくいかなくなったり。

最悪、手術やリハビリのために長期入院、なんてことになると、そのまま寝たきりになる危険があります。

それはとりもなおさず、「健康寿命」を縮めることにほかなりません。

けれどもガッカリしないでくださいね。幸いにも、骨というのは「一度できあがったらおしまい」ではありません。常に古い骨から新しい骨につくり替える新陳代謝を繰り返すことで、健康な状態に維持しているのです。

「骨代謝（骨リモデリング）」と呼ばれるその仕組みでは、

「破骨細胞という細胞が、古くなった骨を溶かす（骨吸収）→溶かされた部分に骨芽細胞という細胞が集まり、新しい骨をつくっていく（骨形成）」

ことが繰り返されます。そうして、この骨吸収と骨形成のバランスが保たれている間は、骨密度が維持されます。

けれども何らかの原因で、骨吸収の働きのほうが骨形成より高まると、骨がスカスカになってしまうわけです。

では、何らかの原因とは何なのか。

女性の場合、閉経によってエストロゲンという女性ホルモンの分泌が減少し、欠乏すると、破骨細胞が活性化される、という特有の〝事情〟があります。

一方、加齢による骨量の減少については、腸や腎臓の機能が低下することで、カルシウムを吸収する能力などが低下。骨吸収が骨形成を上回ることがあげられます。また原因としては、骨芽細胞の機能に異常がみられること、筋肉量や筋力が低下すること、遺伝的素因なども考えられます。

いずれにせよ予防・改善のポイントは、骨密度の維持に欠かせない栄養素を、きちんと不足なく摂取することにあります。具体的には、

「カルシウム、ビタミンD、ビタミンKは足りていますか？」

という話です。一つずつ、見ていきましょう。

乳製品でお手軽にカルシウム摂取

カルシウムと聞くと、すぐに牛乳を連想するのではないかと思います。子どものころ、「背が伸びるように」と願って、一生懸命牛乳を飲んだ経験もあるでしょう。

もちろんシニアも、カルシウムが豊富に含まれる牛乳は、「骨」のためにぜひ飲んでい

ただきたいものの筆頭。なんといってもカルシウムは、骨の材料になりますからね。

ほかにプロセスチーズやヨーグルトなどの乳製品をはじめ、大豆製品では木綿豆腐や納豆、魚介類では干しエビやイワシの丸干し、シラス干し、野菜では小松菜、チンゲン菜、海藻では乾燥ひじきなどがおすすめです。

気をつけたいのは、コーヒーや紅茶などに含まれるカフェインを摂りすぎないこと。多量に摂取すると、せっかくのカルシウムが尿といっしょに排泄されやすくなります。

また脂質が気になる人は同じ牛乳でも低脂肪や無脂肪タイプのものを選ぶとか、乳製品が苦手な方は干しエビ・ゴマ・小魚などをすりつぶしふりかけにして食べるなど、工夫をして、どんな形であれ、カルシウムの補給を心がけてください。

ビタミンD補給はお日様と食事から

ビタミンDには、カルシウムを腸管から吸収するのを助ける働きがあります。不足すると、骨粗しょう症性骨折のリスクが高くなります。

もう一つ、ビタミンDには「筋肉の萎縮を防ぎ、筋肉の合成を促進したり、炎症を抑えたりする」働きもあるとされています。

つまりビタミンDは、骨と筋肉の両面からサルコペニアの予防に役立つのです。

摂取方法は「日光浴」と「食事」の〝二刀流〟でいきましょう。

なぜ日光浴か。それは、皮膚に紫外線が当たると、体内で活性型のビタミンDが生成されるからです。

そう、ビタミンDは太陽の恵みなのです。

できる限り毎日十五分から三十分程度、外に出て陽の光を浴びてください。散歩に出かけるもよし、庭で軽い体操をするもよし、ベランダで洗濯物を干しながら日光浴をするもよし。適度な運動にもなります。

また食事から摂る場合は、魚がおすすめ。ビタミンDが豊富なうえに、EPAやDHAなどの脂肪酸による健康効果も相乗的に期待できます。

ビタミンDはほかにも、干しシイタケ、キクラゲなどのキノコ類に多く含まれますので、意識して料理に取り入れるとよいでしょう。

ビタミンKの摂取は納豆でバッチリ

ビタミンKには、骨に存在するオステカオルシンというタンパク質を活性化し、カルシウムを骨に沈着させて骨の形成を促す作用があります。丈夫な骨づくりに欠かせない栄養素と言えます。

このビタミンKは海苔・ワカメ・ヒジキなどの藻類や、小松菜・ほうれん草・春菊などの緑黄色野菜類、鶏肉、大豆食品、卵など、さまざまな食品に含まれます。なかでも私たちが摂取しやすいのは、納豆です。

なにしろ「納豆を日常的に食べている人は、食べていない人に比べると、ビタミンKの摂取量が約二倍」という調査結果があるほどです。

苦手でなければ、ぜひ朝食にでも納豆ご飯を取り入れてください。発酵食品にも多く含まれるので、漬物を添えることもお忘れなく！

コラーゲンで若々しい肉体を手に入れる

コラーゲンなくして、丈夫な骨はなし

人間の体には約十万種類のタンパク質があります。その三分の一を占めるのがコラーゲンです。

大きく言えば、コラーゲンは私たちの体を構成する六十兆個の細胞の一つ一つをつなげる接着剤のような役割を有しています。それで体の各組織を形作り、その活動をサポートしているのです。

とりわけ高齢者にとって重要な〝効能〟は、「丈夫な骨」を形成することでしょう。みなさんのなかには「骨はカルシウムでできている」とイメージする方が多いかもしれませんが、実際には、

「コラーゲンの繊維が枠組みを成し、そこにリン酸カルシウムの結晶が付着している」という構造になっています。

カルシウムだけだと骨は単なる硬い塊になりますが、コラーゲンがあることで骨にクッション性が与えられるのです。

このような「硬さと柔軟性を併せ持つ」丈夫な骨があればこそ、私たちはそう簡単に転倒しないし、転倒したとしてもコラーゲンにより外部からの衝撃が和らげられるので、めったに骨折するほどの大ケガを負わずにすむのです。

逆に言えば、「カルシウムは足りているけれど、コラーゲンが少ない」と、骨はしなやかさを失い、弱く壊れやすくなってしまいます。当然、転倒しやすく、骨折しやすい、というリスクを負うわけです。

またコラーゲンは、関節にも存在します。関節軟骨の主要な成分なのです。ご存じの通り、関節は骨と骨をつなぎ合わせる部分です。ここに軟骨や靭帯《じんたい》が入ることで、骨同士が擦り合って傷つくのを防ぎます。

私たちが肘や膝を曲げ伸ばししたり、足首・手首を・肩などをぐるぐる回すことができるのも、関節があるおかげです。

この関節軟骨でコラーゲンがうまく合成できないと、関節はたちまち滑らかに動かなくなります。可動領域が狭くなったり、ちょっとした動作や衝撃で傷めやすくなったりします。

年を取って、「膝が痛い」「肩が上がらない」「階段を上り降りが苦痛」などと悩む人は、相当数おられますよね？

その原因の一つは、コラーゲン不足なのです。

そんなふうだと、とても若々しい肉体を維持することはできません。

若々しさを肌からつくる

骨への効能に加えて、コラーゲンはとくに女性の方には「お肌ぷるぷる効果」が注目されています。

体内に存在するコラーゲンの内、約四〇％は皮膚に存在しています。

皮膚は表皮、真皮、皮下組織の三層構造。なかでも「肌組織の本体」とも言うべき真皮は、大部分がコラーゲンによって構成されています。この真皮にあるコラーゲンが、肌の潤いやハリ、弾力などを整えているのです。

またコラーゲンは、表皮と真皮をつなぎ合わせる基底膜にも存在します。ここでは肌をきめ細かくする役回りを任じています。

「〝素肌美人〟はコラーゲンによってつくられる」

と言ってもいいでしょう。

女性だけではなく男性も、肌の美しさは〝見た目〟の若々しさを象徴するもの。コラーゲンをたっぷり摂ることがおすすめです。

ビタミンCと鉄分といっしょに摂取

これまでコラーゲンは、「食品で摂取しても、消化管内で分解されないから、吸収されないのであまり効果は期待できない」とも言われました。けれども近年の研究で、「消化吸収されたコラーゲン由来の産物が細胞に作用して、コラーゲンの生産を促す可能性がある」

ことが明らかになっています。

もう少し詳しく言うと、コラーゲンの三分の一くらいは単体ではなく、ペプチド型という複数のアミノ酸がつながった形で血中に取り込まれるのです。圧倒的に多いのはプロリン・ハイドロキシプロリン。これが体内でコラーゲンをつくる細胞を増やす刺激になるようです。

その効果を発揮してもらうためには、コラーゲンをビタミンCや鉄分といっしょに摂取するのが効果的です。それぞれ、どんな食品に多く含まれるか、ざっと紹介しておきましょう。

まずコラーゲンは、肉や魚の骨・筋・皮などの部分に豊富です。

具体的な食品としては、牛すじ、鶏手羽先、鶏皮、軟骨、豚スペアリブ、うなぎ、フカヒレなどです。

とはいえ食事だけではそうたくさん摂れないので、コラーゲンドリンクやサプリメントをプラスして活用してもいいでしょう。

その場合は、分子の小さいペプチドタイプで、ちゃんと吸収できるコラーゲンの入ったものを選びましょう。

またビタミンCは柑橘類やキウイなどの果物、ブロッコリーやパプリカなどの野菜、鉄分は赤身の肉や魚、貝類、大豆食品、小松菜・ほうれん草などの野菜に豊富に含まれています。

以上のことを意識して、〝コラーゲンのある食生活〟を楽しんでください。年を取っても若々しい肉体が手に入るかと思います。

5章

「若返り」に効く生活習慣を

▼「眠る、食べる、歩く」の極意

これが「食べ物＋αの健康法」だ

たっぷり眠って、若さを養う

高齢者は不眠になりやすい

健康にとって睡眠が大事であることは、言うまでもありません。
そもそもヒトは、睡眠と覚醒のリズムを繰り返しながら生きています。そのリズム形成に関与しているのが、いわゆる「体内時計」です。

朝は一定時間に起床する。
光を浴びて朝食をとる。
日中は活動し昼食をとる。
夕食をとる。
入眠する動作に入る

個人差はありますが、私たちはざっと、こんな流れで生活しています。

この間、時計遺伝子（体内時計を調整する遺伝子の総称）のシグナルに応じて、無意識のうちにメラトニンの分泌を調整したり、交感神経・副交感神経をはじめとする自律神経系の活動をコントロールしたりしています。

けれども不安や心配があるとか、食事が不規則になる、運動不足になるなど、生活リズムが乱れると、睡眠のリズムも崩れます。だから良い睡眠を得るには、

「毎日、規則正しく生活する」

ことが、何よりも大切なのです。

加えて高齢になると、若いときほど長時間眠ることができなかったり、眠りが浅くなったりして、睡眠の質が低下する傾向があります。

これは、体内時計の加齢変化によるもの。睡眠だけではなく血圧、体温、ホルモン分泌など、良い睡眠をサポートしてくれる生体機能のリズムが前倒しになってしまうのです。

それにより「朝早く目が覚める」ようになりますが、そのこと自体は問題ありません。

二度寝できるならしてもいいし、できないならいっそ起き出して、早朝時間を有意義に使うといいでしょう。

ちなみに夜も、「眠れないのに寝床にいる」のは感心しません。寝付きが悪くなるし、夜中に目が覚める回数が増えるだけだからです。

夜寝入るときにせよ、朝起きるときにせよ、寝床でうつらうつらしながら〝寝た気がしない〟時間が長くなると、睡眠に対する満足度が低下してしまいます。

七、八時間は眠りたい

では、何時間くらい眠ればいいでしょうか。

健康長寿にとって望ましいのは、七時間から九時間とされています。たとえば、「六時間以下の短時間睡眠群では、心血管系疾患による死亡率が一・五倍くらい、認知機能障害は四倍ほど増加する」

という報告もあります。

また健康寿命に悪影響をおよぼす生活習慣病とその合併症の多くは、睡眠の質と関連のあることもわかってきました。

肥満、メタボ、糖尿病、高血圧、骨粗しょう症、認知症などでは、睡眠障害をともなうことが多いのです。

逆に、睡眠の質が劣化すると、免疫力に悪影響をおよぼす可能性があります。

いうまでもなく免疫は、心身の健康にとって大切な機能です。高い免疫力のおかげで、私たちの身の回りに存在するさまざまな病原性微生物による感染も防げるのです。

すでにコロナの猛威にさらされた経験のある身なればこそ、免疫力を低下させることの恐怖は身にしみているはず。日ごろから、ぐっすり眠れるように心がけておく必要があります。

食事で安眠を手に入れる

たまには眠れない日もあるでしょう。「たまに」なら、そう気に病むことはありません。「眠れない、眠れない」と必要以上に悩むことで、不眠をより深刻化させることもありますからね。けれども、

「睡眠不足の日が続いて、疲れが抜けない」とか、

「夜中に何度も目が覚めるのがつらい」

といったことがあるようなら、食事や生活習慣を見直したほうがいいでしょう。

まず〝安眠食〟については、睡眠と関連の深いものにアミノ酸があります。

なかでもチーズ、牛乳、大豆食品、卵などに多く含まれるトリプトファンは、興奮した神経を沈静化させる効果のあるセロトニンに変換されて利用されます。さらに睡眠調節作用のあるメラトニンの生成に関与しています。

またγ‐アミノ酪酸（GABA）は、一時的・心理的なストレスを低減するとされています。これを豊富に含む食品には玄米、雑穀類、トマトなどがあります。

このほかイカ、カニ、エビ、ホタテなどに多く含まれるグリシンは、深部体温を下げて、生体リズムを睡眠に誘導されると言われています。

これら〝安眠食〟を上手に取り入れてください。

〝安眠習慣〟を実践しよう

不眠の悩みの多くは、生活習慣を変えることで解決できます。以下、実践していただきたい〝安眠習慣〟を列挙しましょう。

・規則正しく、メリハリのある毎日を送る。
・夕食は寝る三時間以上前にすませる。入眠時に胃腸が活動していると、睡眠が妨げられます。
・就寝一、二時間前にお風呂に入り、体温を上げておく。体温が下がるタイミングのほうが、上がるタイミングより寝付きがいいとされています。
・運動は昼間から夕方がベスト。深い睡眠につながります。夜の激しい運動は体温を上昇させるので、寝付きが悪くなります。
・アルコールには睡眠を妨げる作用があり、夜中に目が覚めたり、睡眠後半の眠りが浅くなったりします。寝酒は御法度です。
・カフェインには覚醒作用や利尿作用があるので、就寝前四時間は避けたほうが無難です。
・寝る直前までスマホを手放せないのは問題です。脳が緊張して、安眠が得られません。できるだけ夕食を終えたら、スマホは遠ざけましょう。
・個人差はありますが、睡眠のための適温は二十五度前後、湿度は四〇～七〇％が良いとされています。

・肥満は呼吸を妨げ、睡眠時無呼吸症候群をひきおこし、突然死の原因となることがあります。いびきが多く、昼間も眠くなる人は要注意です。
・ベッド、布団、枕、照明などは自分に合うものを選びます。

どうですか、さほど特別なことではありませんよね？

これら〝安眠習慣〟を実践し、深く心地よい眠りを手に入れましょう。

「起きる」ことを重視

不眠に悩む人は、つい「眠る」ことにばかり意識がいきがちです。

けれども睡眠では、「眠る」ことだけではなく、「起きる」ことも大切です。良い睡眠を得るためには、朝どう過ごすかにかかっているのです。

睡眠や覚醒のリズムを調節するものに、脳の松果体から分泌されるメラトニンというホルモンがあります。

分泌量を調節するのは時計遺伝子。起床してから十四時間くらい経った日暮れごろから分泌され始め、たくさん作られるほど睡眠の質が良くなることがわかっています。逆に昼間は、メラトニンの分泌量は低下します。

このメラトニンの分泌量のバランスが崩れると、夜になってもなかなか眠れなかったり、朝すっきり目覚められなくなったりします。

毎日の就寝時間や起床時間が不規則だと、メラトニンの産生がうまくいかなくなるわけです。

だから時計遺伝子のリズムを乱さないようにするためには、朝起きたときに太陽の光を浴びることが大切です。

太陽光の強い刺激が目から脳に伝えられて初めて、時計遺伝子が、

「朝だ！」

と認識。分泌量の調節がスムーズに切り替わります。

プラス重要なのは、しっかり朝食をとること。胃腸が動き出します。脳の働きもクリアになっていきます。

つまり毎朝、同じ時刻に起きて、太陽の光を浴び、朝食をとることで、メラトニンの分泌は減少。脳や体を目覚めさせます。そして活動を終えて夜になると、今度は自然とメラ

トニンの分泌量を増やし、眠りへと誘うのです。
ぐっすり眠りたいなら、朝の目覚めを大切にしてくださいね。

座りっぱなしの生活が健康寿命を縮める

「便利」の代償は重い

「気がついたら、今日は一日中、ほぼ座りっぱなしだった」

なんてことはありませんか？

体を動かさなくても何ら不自由がないくらい、現代人の生活は便利になっています。たとえば、こんなふう。

・近所のスーパーでもどこでも、移動は常にクルマ
・買い物は通販ばかり
・食事は宅配
・部屋の掃除はお掃除ロボットが代行

・洗濯は乾燥まで全自動、食器洗いは食洗機だから、作業は機械のセットだけ
・仕事はしているけれど、テレワークが中心
・見たい映画は、サブスクを利用して自宅で楽しむ

その気になれば、外に一歩も出なくても、用は足ります。それどころか、立って体を動かさずとも、いろんな作業をこなすことができます。

便利でいいことのようですが、この〝座りっぱなし生活〟が心身の健康を損なう元凶になっています。その代償は重いと言わざるをえません。

どんなリスクがあるのか。大きく四つ、紹介しましょう。

①肥満になる

体を動かさなければ、それだけ消費カロリーは少なくなります。それでいて食べる量が減らなければ、当然、摂取カロリーが消費カロリーを上回り、太ります。摂取したカロリーの多くが脂肪としてためこまれてしまうのです。

また筋肉を使わなくなるため、血液中の脂質代謝が低下。中性脂肪が増加します。

いずれにせよ肥満は万病の元。やがて生活習慣病のリスクとなることは、目に見えています。

②筋力が落ちる

体を動かさなければ、筋力が落ちるのは自明の理。とくに深刻なのは、足の筋力です。たとえばふくらはぎの筋肉には、下半身の血液を心臓に押し戻す役割があります。その力が衰えれば、血流が滞ってしまいます。それはとりもなおさず、心臓病のリスクが高まる、ということです。

また太もも——大腿四頭筋の筋力が低下すると、基礎代謝が落ちるうえに、消化・吸収、代謝など、生命維持に必要な脂肪分解酵素の活動が下がります。

筋力の低下が肥満や血行不良を招くのです。

③腰痛を引き起こす

座りっぱなしだと、どうしても腰に大きな負担がかかります。これが腰痛や椎間板ヘルニアを引き起こす原因になります。しっかり腰を立てて座っていればまだしも、たいていは背を丸めたり、後ろに倒したりで、上半身のバランスが崩れた状態がクセになると、体にゆがみが生じ、慢性的な腰痛をもたらすのです。

④メンタルヘルスが悪化する

コロナの感染拡大を背景に、リモートワークが増えました。それにより他人との交流が減ったり、生活にハリがなくなったりして、孤独感を深めるケースがあります。うつ病が心配されるのです。

また高齢者では、認知機能の低下につながる危険があります。

⑤血栓ができる

座位時間が一、二時間以上長くなると、下肢の深部静脈の血流が停滞して、血栓ができやすくなります。これがいわゆる「エコノミークラス症候群」。旅行で長距離を移動するときだけではなく、災害時に避難所や車の中などの狭い場所で寝泊まりすることでも発症します。

これで、座りっぱなしがいかに健康に良くないか、おわかりいただけたと思います。

厚生労働省の作成した「座位行動」というリーフレットによると、

「運動習慣の有無とは関係なく、一日のうち座っている時間が長いほど、死亡率が高くなる」

そうです。

とりわけ一日十一時間以上座りっぱなしの人は、四時間未満の人に比べると、死亡リスクが四〇%も高くなるといいます。

ふつうに家で過ごす日でも、こまめに腰を上げて動きましょう。三十分とか一時間に一回程度、家事や立ち仕事をするだけで、ずいぶん違いますよ。

座りっぱなし対策に軽い運動をしよう

運動すれば、座りっぱなしのリスクを減らすことができるでしょうか。

これが、そうとも限りません。一日に一度とか、朝夕とかにまとめて運動することよりも、座りっぱなしの時間を減らすことのほうが重要なのです。
ここでは「三十分から一時間に一度、立ったついでに軽く体を動かす」のに効果的な運動を紹介しましょう。回数はいずれも十〜三十回を目安です。

一つ目は「スクワット」です。

まず足を肩幅くらいに広げ、爪先をやや外側に向けて立ちます。次に、お尻を後ろに突き出すようにしてゆっくり膝を曲げて腰を落としましょう。その際、背中を丸めないことと、膝が爪先よりも前に出ないよう、注意してください。そうして太ももが床と平行になるまで曲げたら、元の姿勢に戻ります。
お尻や太ももなど、下肢の筋肉をまんべんなく強化できます。

二つ目は「かかと上げ&爪先上げ」です。

「かかと上げ」は、まず肩幅に足を開き、椅子や手すりなどにつかまって、ゆっくりかかとを上げ下げします。背伸びをする要領で。ふくらはぎの筋肉が鍛えられ、血液の循環を促すポンプ機能が強化できます。

「爪先上げ」は、右と同じように立ち、かかとを床につけた状態で、ゆっくりと爪先を上げ下げします。すねの筋肉を鍛え、血流が促進されます。

いずれも、立って行うのが難しい場合は、椅子に座ったまま膝から下を動かすやり方でもOKです。

三つ目は「**足踏み**」です。

この運動は座ったままでけっこう。背筋をまっすぐにしたまま体をひねり、左膝を上げて右肘に押し当てるようにします。次に体を逆にひねりながら、右膝を上げて左肘に押し当てます。

この動作を足踏みをするように交互に繰り返します。下肢や体幹の筋肉を鍛えることができます。

四つ目は「**肩甲骨回し**」**です**。

まず両手を肩に置き。両肘を前方に上げます。あとは前から後ろへ大きく円を描くように、肘を回します。その際、背中の肩甲骨が動いていることをチェックしてください。血流を促進し、肩こりや腰痛を防ぎます。

五つ目は「お尻のストレッチ」です。

まず右足首を左足の太ももの上に乗せます。次に、背筋を伸ばしながら、曲げた右足に胸を近づけていきます。左右の足を逆にして、同じ動きを行います。足腰が柔軟になり、腰痛の予防にも効果的です。

いずれも手軽にできる運動ですので、息抜きと思ってトライしてください。驚くほど体が軽くなり、若々しい姿を維持することにつながりますよ。

とにかく歩け、歩け

運動は脳を活性化する

運動が健康長寿に欠かせないことは、論を待たないところでしょう。なかでも重要なのは、運動は脳を活性化することです。

運動と認知症の関係を示す、国立長寿医療研究センターが行った興味深い研究があります。それは、

「軽度認知症のある六十五歳以上の被験者三百八名を、週に一回有酸素運動を行うグループと、まったく運動しないグループに分け、十カ月後に認知機能の変化を調べる」

というもので、結果、次のことがわかりました。

「有酸素運動を行っていたグループでは、認知機能が維持または向上しており、脳の萎縮も止まっていた」

日本だけではなく、海外でも認知症と運動の研究は進められています。たとえば六十五

〜七十九歳の一五〇〇名を対象に行ったフィンランドの研究では、
「週に二回の運動をしている人は、運動をまったくしない人に比べて、認知症を発症するリスクが半分に減少した」
ことが明らかになりました。

とりわけ驚かされたのは、米ピッツバーグ大学の研究班が行った研究です。五十五〜八十歳の百二十名を対象に、有酸素運動を行うグループとそれ以外の運動を行うグループに分けて、海馬の体積がどのくらい増えるかを比較したところ、なんと、
「有酸素運動をしたグループでは海馬の体積が増える」
ことが判明したのです。

これは何を意味するのでしょうか。

海馬は「記憶の司令塔」とも呼ばれる大切なところ。日常の出来事や学習して覚えた情報は、この海馬《かいば》のなかで一度ファイルされ、整理整頓されてから、大脳皮質にためられていくとされています。

簡単に言えば、新しい記憶は海馬に、古い記憶は大脳皮質にファイリングされる、ということです。

「馬の脳」と呼ばれる「大脳辺縁系《だいのうへんえんけい》」には、「海馬《かいば》」という部分があります。海馬は、タツノオトシゴのような形をしています。

日常的な出来事や、勉強して覚えた情報は、海馬の中で一度ファイルされて整理整頓され、その後、大脳皮質にためられていくといわれています。

つまり私たちの脳の中で、「新しい記憶」は海馬に、「古い記憶」は大脳皮質にファイルされているのです。

その海馬の体積が増えたということは、筋肉から脳に神経細胞を増やす成分が分泌されている、とも考えられます。

従来、「神経細胞は成人する前にもっとも多くなり、その後は経る一方である」ことが常識とされてきましたが、実は、

「神経細胞は運動で増える可能性がある」

可能性が出てきたのです。

だとしたら、運動することにより認知機能の低下を予防することができるのではないか。

この仮説、信じてみませんか？　どのみち体を動かすことは、やりすぎない限り、体に悪いことは何もないのですから。

一番お手軽なのはウォーキング

とはいえ、何もハードな運動をする必要はありません。ジムに通って筋トレをしたり、四キロも五キロ、十キロもの長距離をランニングしたり、ゴルフやテニスなどのスポーツをしなくたっていい。もちろんしてもかまいませんが、そういった本格的な運動を含めて、「時間のあるときに、好きなように体を動かす」ことをやればいいのです。

一番お手軽なのは「ウォーキング」でしょう。とくに最初のうちはムリをせず、散歩感覚でどうぞ。天気のいい日、気が向いたときに三十分程度も歩くだけで十分です。

外の新鮮な空気を吸い込み、周りの景色や季節の移ろいを楽しみながら歩けば、とてもいい気分になります。家の近所といえども、知らない道は多いもの。これまで通ったことのない道を歩いてみるのも、ちょっとした刺激になります。

また散歩しながら、お気に入りのスポットを見つけるといいでしょう。「この公園でひと休み」とか「定点観測したい撮影ポイント」「野菜を買うならここ、お肉ならここ、魚ならここと決めているお店」といった具合に。

あるいは散歩のための靴やウェアで気持ちを上げるとか、挨拶をかわす顔見知りを増やす、散歩しながら音楽やカセットブックなどを楽しむなど、散歩気分がいっそう盛り上がる工夫もしてみてください。

そうして歩き慣れたら、ちょっと息が上がる程度にスピードを上げたり、〝加速歩行〟と〝のんびり歩き〟を組み合わせたりするのもおすすめ。がんばりすぎない程度に運動量を増やすといいでしょう。

◇エピローグ

新しいことにチャレンジしよう

好奇心を大切にする

年齢を重ねると、だんだん「初めて経験すること」が少なくなってきます。それだけ「経験知」が高くなっている、ということでしょう。

悪いことではありませんが、それで「脳への刺激」が減っているとしたら要注意。自分から知らないことを探すよう努めたほうがいい。

なぜなら脳は刺激が減ると、機能がどんどん低下してしまうからです。

人間というのはもともと「好奇心の強い生き物」です。

ついさっきまで知らなかったことを知る、あるいはいままで行ったことのない世界に足を踏み入れる、未経験のことに挑戦する、それほど大きな喜びを感じることはないでしょう。

それなのに年を取ると「何でも知ってる」気になるせいか、好奇心のアンテナが錆び付

きがち。若いときのように、新しいことにウキウキ、ワクワク、胸を高鳴らせることが減ってしまうのです。ここは、

「好奇心は脳の栄養」

と心得ましょう。

このことを照明する調査データがあります。東北大学加齢医学研究所が約四百名を対象に八年間、脳の変化を追跡調査したところ、

「知的好奇心のレベルが高い人ほど、加齢するにつれて進む脳の萎縮が少なかった」

といいます。

たとえ八十歳、九十歳、百歳になっても、まだ知らないことは山ほどあるはずです。その気になれば、心ときめくことだって、いくらでも見つかるでしょう。

「時代についていけない」だの、「いまさら新しいことにチャレンジするのも億劫だ」などと言わずに、〝好奇心のアンテナ〟を鋭敏に磨いてください。必ずや、脳の機能も上がっていきます。

日常を楽しむ

気の持ちようひとつで、日常はおもしろくも、つまらなくもなります。

何事も「よし、楽しむぞ！」と取り組めば、どんどんおもしろく、楽しくなっていくものなのです。

しかも一日のうちで楽しんでいる時間が長ければ長いほど、心身の若々しさが保たれることは言うまでもありません。

何をするにも気のもちよう。おもしろくなるコツのようなものを紹介しましょう。

①わずかな心の動きをスルーしない

テレビや動画を見たり、本を読んだり、散歩をしたり、人とおしゃべりしていたり。何気ないひとときを過ごしていて、ちょっと心が動くことがありませんか？

「それ、何？　初めて見たな。行ってみようかな」とか、

「どうしてそうなるの？　ちょっと調べてみようか」

「おもしろそうだな。やってみたいな」

「便利そう。使ってみたいな」

「おいしそう。食べてみたいな」

など、映像や活字を通して、あるいは五感を通して入ってきた情報に、自然と好奇心が反応するのは、よくあることです。

たいていは「ちょっと気持ちが動いて、いつの間にか忘れてしまう」のが現状でしょうけど、それは非常にもったいない。すぐにメモして、「トゥ・ドゥ・リスト化」してみてはいかがでしょうか。

もとより興味を持ったことですから、自然と行動力が出ると思います。

②何事も感情移入して楽しむ

たとえば本を読んだり、映画やドラマ・芝居を見たりするとき、誰かに感情移入すると、おもしろさがより深まります。自分が主人公または登場人物の誰かになったつもりで物語の展開を楽しむとか、作者やプロデューサー、カメラマンなど、作り手の目で作品を味わうなどするといいでしょう。

またスポーツ観戦をする場合は、応援するチームや選手がいたほうが、格段に興奮度が高まります。一つひとつのプレイに一喜一憂したり、勝敗の喜び・悔しさも感じられ、感情が大きく動きます。顔の表情筋や動作も大きく動き、全身から〝生き生き感〟が発散されるでしょう。

③おしゃれをする

身だしなみやおしゃれに気をつかわなくなるのは、典型的な老化現象の一つでしょう。たとえば、

「外出するといっても、近所だけだしなあ。〝着た切りすずめ〟でいいさ」

「誰に見られるわけでもなし、どんな服でもかまわないよ」

「いまさら異性にモテたいなんてさらさら思わないし、着飾る気にもなれないよ」

などと思うかもしれません。

百歩譲ってそうだったとしても、おしゃれをやめた瞬間から健康寿命が縮まると言っても過言ではありません。

なぜならおしゃれは、洋服の組み合わせを考えたり、その日の天候や気分、外出先の雰囲気などに合う服を選んだり、鏡の前に立って自分に似合っているかどうかを

チェックしたり、考えることがいろいろあるからです。おしゃれって、けっこう頭を使う作業なのです。

それにおしゃれをすれば、気持ちも上がります。方々へ外出したくもなります。若々しい心と〝見た目〟が同時に手に入るのです。

この際、これまで着たことのない色柄・デザインの服に挑戦してはどうでしょうか。いっそう気持ちが華やぎます。積極的におしゃれを楽しみましょう。

④人と交流する

「ひとり暮らしをすると、どうしても老け込んでしまう」とはよく言われること。人とのコミュニケーションが減ると、脳は確実に老化するからです。家族と暮らしていても、ろくすっぽ会話をしないのであれば、やはり脳の老化は進みます。

そうならないためには、努めて人と話しをすることが大切です。コミュニケーションにおいては、無意識のうちに相手の気持ちを考えます。表情や反応を見ながら、自分の話がつまらなかったか、おもしろかったかを推察したり、逆に相手に気持ち良く話してもらおうと、リアクションを工夫したり、いろいろ頭を使います。

ただし何よりも楽しい時間を過ごすことが大事ですから、気の合わない人や話していても楽しくない人とガマンして会う必要はありません。かえってストレスになりますからね。気楽にコミュニケーションを楽しめる人と場を求めて、いろんな集まりに顔を出すとよいでしょう。

また知らない人と、他愛ない会話をするのも楽しいものです。重い腰を上げて、どんどん外に出かけましょう。行く先々で話し相手は見つかるはず。犬といっしょだと、なおけっこう。知らない人との垣根がぐっと低くなります。

⑤ 旅に出よう

多くの方が実践しておられるように、旅行を趣味にするのはとてもいいことです。知らない土地に行き、名所を巡ったり、名物に舌鼓を打ったり、伝統文化に触れたり。脳がめいっぱい刺激されます。

ツアーを利用するのもいいけれど、ときには自分で計画を立ててはいかがでしょうか。行き先を決める、見所を調べる、ルートを考える、飛行機・鉄道の切符や宿を手配する……準備の段階から脳をフルスロットルに働かせるこのプロセスは、実に楽しいものです。

あと、山登りもいいですね。運動になるうえに、頂上に立ったときには得も言われぬ達成感が味わえます。

と言っても、必ずしも頂上を目指さなくたっていい。花や木々に彩られた自然の景観を存分に楽しみましょう、五感が大いに刺激されます。脳が活性化されることは言うまでもありません。


以上はほんの一例ですが、日常にはそこにも、ここにも、楽しいことがたくさん転がっています。〝心の目〟を開いて、脳が喜ぶ楽しみ事を探してみてください。

七十歳への助走が始まったら、もう待ったなし。食事や運動を中心とする生活習慣の改善を目指しましょう。使わない神経は萎縮していきます。いろいろなことにチャレンジしてみましょう。

70歳から始める食べ方　60歳で老《ふ》け込む食べ方

2024年3月29日　第1刷発行

著　者　板倉《いたくら》 弘重《ひろしげ》
発行者　尾嶋 四朗
発行所　株式会社 青萠堂

〒166-0012　東京都杉並区和田1丁目59-14
Tel　03-6382-7445
Fax　03-6382-4797
印刷 / 製本　中央精版印刷株式会社

ISBN978-4-908273-32-2 C0047

著者紹介

板倉 弘重（いたくら ひろしげ）

医学博士。東京アスボクリニック名誉理事長。国立健康・栄養研究所名誉所員。東京大学医学部卒業。同 第三内科入局後、カリフォルニア大学サンフランシスコ心臓血管研究所に留学。東京大学第三内科講師を経て茨城キリスト教大学生活科学部食物健康科学科教授に就任。退職後、現職。おもな研究分野は脂質代謝、動脈硬化。日本臨床栄養学会総会会長（1995年）、日本動脈硬化学会会長（2001年）、認定臨床栄養指導医（2007年）等を歴任。さらに日本ポリフェノール学会理事長としても活躍。茨城キリスト教大学名誉教授。テレビなどメディアでも活躍、著書に『認知症の人がズボラに食習慣を変えただけでみるみる回復する』（小社）、『ズボラでもラクラク！血管・血流がよみがえって全部よくなる！』（三笠書房知的生き方文庫）、近著に『心筋梗塞 脳梗塞 動脈硬化を防ぐ 血管をよみがえらせる習慣』（三笠書房知的生き方文庫）ほか多数。

カバー・本文デザイン 青鹿 麻里

血管を元気にして健康長寿になる参考資料

血管の味方になるハーブ&TEA
ホーソン（西洋サンザシ）
リンデン（西洋菩提樹）
ルイボス（アスパラサス・リネアリス［マメ科］植物）
ヤロウ（西洋ノコギリソウ）
ローズマリー（抗菌作用）
アンゼリカ（西洋当帰）
韃靼そば茶（ポリフェノールの一種）
月桃茶（沖縄のポリフェノール豊富な植物）： 血管系病気予防としてのポリフェノールで注目されているが、沖縄産は含有量が豊富といわれる。
※血行促進し血管を助けるその他ポリフェノール： コーヒーのクロロゲン酸、大豆のイソフラボン、お茶のカテキン、タマネギのケルセチン、赤ワイン、ブルーベリーのアントシアニンなど。

60歳から避けたい食べ物	
品 名	コレステロール含有量
スルメイカ	100gに380ミリグラム
うなぎ	100gに230ミリグラム
たらこ	60gに210ミリグラム
うに	60gに174ミリグラム
芝エビ	100gに170ミリグラム
たこ	100gに150ミリグラム
いくら	30gに144ミリグラム
レバー	60gに222ミリグラム
砂ぎも	80gに160ミリグラム

▶健康長寿のために避けたい食べ物は、添加物の多い加工食品を筆頭に、コレステロールを高くしたり、血糖値を高めたり。血圧を高めたりする食品です。